CÓMO NADAR MÁS RÁPIDO

Todo lo que necesita saber sobre la natación más rápida

Antonio Martínez

Copyright Todos los derechos reservados.

Este libro electrónico se proporciona con el único propósito de ofrecer información relevante sobre un tema específico para el que se han hecho todos los esfuerzos razonables para garantizar que sea preciso y razonable. No obstante, al comprar este libro electrónico, usted acepta que el autor y el editor no son en modo alguno expertos en los temas contenidos en él, independientemente de las afirmaciones que puedan hacerse al respecto. Por lo tanto, cualquier sugerencia o recomendación que se haga en el mismo se hace con fines puramente de entretenimiento. Se recomienda consultar siempre a un profesional antes de poner en práctica cualquiera de los consejos o técnicas que se exponen.

Se trata de una declaración jurídicamente vinculante que es considerada válida y justa tanto por el Comité de la Asociación de Editores como por el Colegio de Abogados de Estados Unidos, y que debe considerarse jurídicamente vinculante dentro de este país.

La reproducción, transmisión y duplicación de cualquiera de los contenidos aquí encontrados, incluyendo cualquier información específica o ampliada, se realizará como un acto ilegal independientemente de la forma final que adopte la información. Esto incluye las versiones copiadas de la obra, tanto físicas como digitales y de audio, a menos que se cuente con el consentimiento expreso de la editorial. Quedan reservados todos los derechos adicionales.

Además, la información que se encuentra en las páginas que se describen a continuación se considerará exacta y veraz a la hora de relatar los hechos. Por lo tanto, cualquier uso, correcto o incorrecto, de la información proporcionada dejará al editor libre de responsabilidad en cuanto a las acciones realizadas fuera de su ámbito directo. En cualquier caso, no hay ninguna situación en la que el autor original o la editorial puedan ser considerados responsables de ninguna manera por cualquier daño o dificultad que pueda resultar de cualquier información discutida aquí.

Además, la información contenida en las páginas siguientes tiene únicamente fines informativos, por lo que debe considerarse universal. Como corresponde a su naturaleza, se presenta sin garantía de su validez prolongada ni de su calidad provisional. Las marcas comerciales que se mencionan se hacen sin el consentimiento por escrito y no pueden considerarse en ningún caso un respaldo del titular de la marca.

Contenido

Introducción 7
Capítulo 1 11
Habilidades básicas en la natación 11
   Eliminar los malos hábitos para nadar mejor 15
   Consejos para ser un mejor nadador 18
   ¿Con qué frecuencia debe incluirse el trabajo de velocidad en su entrenamiento para obtener los máximos resultados? 27
   Natación al aire libre y natación en aguas abiertas 29
   Cómo prepararse para nadar en aguas abiertas en la piscina 32
Capítulo 2 37
Introducción a la propulsión 37
   Principios para aumentar la propulsión 38
   Ejercicios de propulsión para nadar más rápido 42
   Introducción a la resistencia 46
   Principios para reducir la resistencia aerodinámica 47
   Ejercicios para nadar más rápido 50
Capítulo 3 55
Los fundamentos de la natación rápida 55
   Ejercicios de velocidad en natación 60
   Elementos no tan importantes para nadar rápido 67
   El principio de natación de Pareto 69
Capítulo 4 74
Clases de natación 74
     Cómo nadar de espaldas 74
     Arrastre frontal 79
     Braza 84

    Mariposa..88

    Buceo 94

Capítulo 5..101

Nutrición adecuada..101

    Mentalidades nutricionales perjudiciales................. 102

    ¿Qué deben comer los nadadores?............................ 103

    Qué comer el día antes de un encuentro 105

    Alimentos con carbohidratos complejos: 105

    Qué desayunar antes del entrenamiento o de la competición 106

    Qué comer durante un encuentro 107

    Aperitivos para comer entre carrera y carrera 108

    Qué comer después de las reuniones y los entrenamientos. 108

Capítulo 6..110

Entrenamiento de fuerza para la natación.....................110

    Sentadilla con balón medicinal 110

    Zancada con rotación del balón medicinal....................... 111

    Flexiones 112

    Remo de rodillas con cable y un brazo 113

    Dumbell Reverse Fly 114

    Giros rusos con balón medicinal 115

    Cortar madera...116

Introducción

Incluso si usted viene de un pedazo de un fondo de la natación, todavía puede haber masas que usted podría hacer para mejorar su natación, y eso es lo que vamos a hablar aproximadamente aquí: Cómo hacer que tu natación sea más rápida mientras introducimos dos actividades deportivas diferentes en la mezcla. Realmente se puede dividir en componentes: Mejorar el método y mejorar el motor.

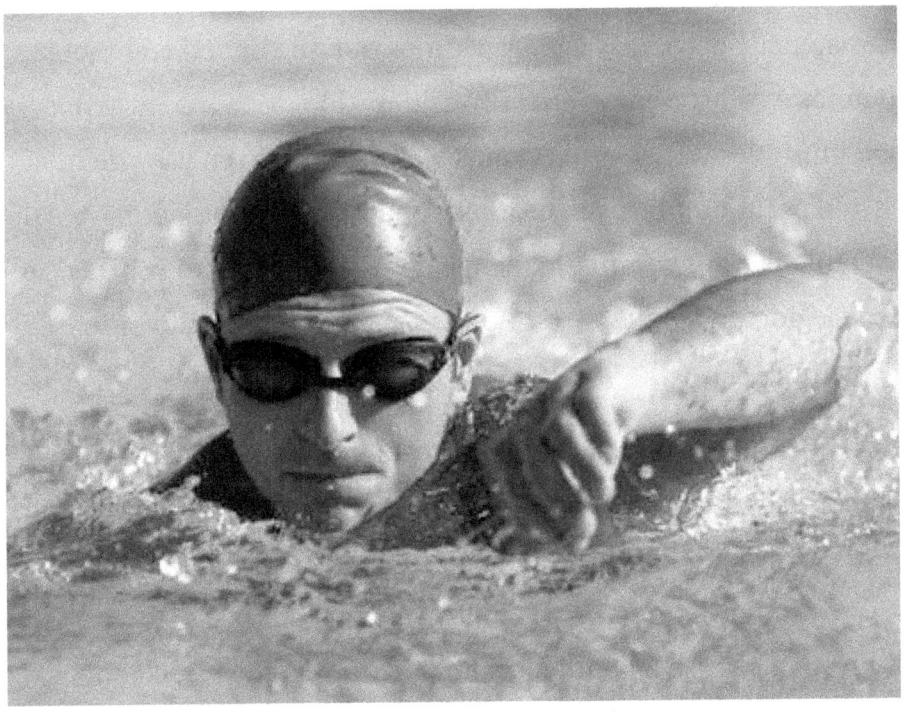

Muchos entrenadores dentro de la red de natación y triatlón están de acuerdo en que la natación excelente está preparada en un 70 por ciento de método y en un 30 por ciento de salud.

Incluso he escuchado el argumento de que es tan alto como ochenta/20, pero el punto es que conseguir un método más alto dentro de la piscina va a ser la explosión más importante para el dólar con respecto a la mejora de su ritmo de natación.

Cuando se trata de ir rápido dentro del agua, podemos desglosarlo en dos conceptos fundamentales: Reducir la resistencia y aumentar la propulsión, en ese orden. Si usted tiene un fondo de la natación, que posiblemente ya han hecho bastante un pedazo dentro de la arena de la reducción de la resistencia, pero todavía hay asuntos que se pueden completar. Vamos a reflexionar sobre la consideración de todos los activos no inusuales de arrastre (vamos a anticipar que en caso de que usted es un hombre que ha abandonado los pantalones cortos de la tabla para un jammer o un speedo y si usted es una chica que ha elegido un saludable esto es a propósito y diseñado para las carreras).

Me gusta pensar en el arrastre de esta manera: ¿Cuáles son las superficies que estoy ofreciendo al agua dentro del recorrido. Sí, estoy ofreciendo la cúspide de mi cabeza y mis hombros, pero ¿estoy impartiendo además mi torso y mis piernas nadando "cuesta arriba" o extendiendo mi patada? ¿Estoy ofreciendo la palma de mi mano al entrar en el agua? ¿Está la entrada de mi mano cruzando la línea central y, en consecuencia, mi antebrazo está creando resistencia? Hay incluso algunas áreas más matizadas que crean arrastre como una muñeca poco ética o un codo que cae primero en lugar de quedarse arriba (codos altos).

A continuación, tenemos que hablar sobre el componente de propulsión, y ya no estoy speakme aproximadamente el cardio o la paciencia muscular simplemente todavía - vamos a llegar a eso. Estoy hablando de agua urgente frente a la trayectoria de un recorrido durante el mayor tiempo posible. Si usted reflexiona sobreconsideración en su brazo como un remo para una canoa, desea aplicar ese remo para tirar del agua hacia la parte posterior del barco, sin embargo con demasiada frecuencia los nadadores están empujando el agua hacia el fondo de la piscina, por esta razón empujando su marco más cerca del techo, ya no por delante.

Con frecuencia pregunto a mis nadadores: "¿Hacia dónde empujas el agua?". En la trampa, ¿están tus codos excesivos, permitiendo que tu antebrazo se articule en el codo junto con tus brazos apuntando al fondo de la piscina? En la mitad del tirón, ¿estás empujando el agua hacia los dedos de los pies o hacia un lado? En el final, ¿estás empujando el agua a lo largo de tu espalda baja o en dirección al techo (terrible), o articulas la muñeca para completar activando tus tríceps (preciso)?

La propulsión se puede recibir a través de tener una curva dentro del codo en lugar de un tirón del brazo instantánea (incluso como esta función del brazo hace el crecimiento de la propulsión, la investigación ha demostrado que la pena de arrastre es mucho mejor). Por último, algunos objetos adicionales de la propulsión en la moda abarcan el crecimiento de su carga de brazada estándar, y asegurarse de que su tiempo en optimizado (es decir, la natación cuadrante frontal).

Ahora que hemos pasado alrededor del 70 por ciento de este artículo en la faceta de enfoque de la ecuación (ves lo que hice allí), vamos a comunicar sobre el componente de la aptitud. Cada ejercicio de natación debe tener un calentamiento, una serie principal y un enfriamiento, pero además, la serie principal debe tener muchas intensidades que sean tanto más rápidas como más lentas que el ritmo de la carrera (para ser más rápido el día de la carrera, vas a tener que nadar más rápido en la práctica).

A continuación, tendrá que realizar algunos tipos de pruebas de referencia. Esta prueba puede ser tan simple como 5x100 RÁPIDO con 20 segundos de descanso, que le dará un concepto de cada uno lo que "rápido" parece y el tiempo asociado a ella.

Por lo tanto, si esos 100s llegaron a 1:45, entonces los 100s ligeros pueden llegar adicionalmente a 1:50. Y tal vez speedy 50s puede estar disponible en 50 segundos, y un rápido doscientos puede estar disponible en 3:35. Tener estos datos colocará un tiempo con cómo se siente una profundidad. Entonces, mientras el ejercicio diga que hay que ir rápido, ¡hazlo!

En resumen, hay espacio en la natación de todos para la conciencia en el método y que por lo general debe ser un punto de enfoque, pero como usted figura para mejorar la técnica que podría, además, la conciencia en los conjuntos que proporcionan intensidades que podrían estar por encima de ritmo de la carrera.

Capítulo 1
Habilidades básicas en la natación

La natación requiere un poco de coordinación. Hay que mover los brazos y las piernas en tándem, además de cronometrar la respiración y las brazadas para conseguir una eficacia óptima. Las habilidades de natación también consisten en zambullirse en el agua para conseguir un comienzo sorprendente y suave en su brazada.

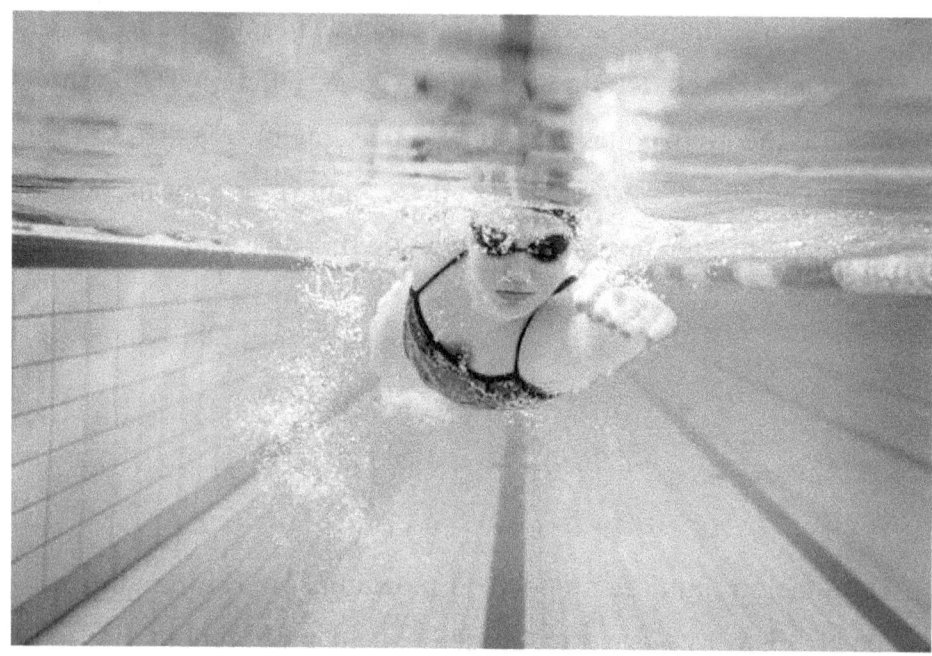

Respirar

A menudo pasa desapercibida entre las habilidades de natación la capacidad de cronometrar las respiraciones. Si ya no te sientes cómodo respirando incluso mientras nadas, te costará hacer movimientos limpios y coordinados.

La idea principal incluye respirar por las fosas nasales y la boca cuando la cabeza está bajo el agua, y luego levantar la cabeza hacia un lado y tomar una respiración completa antes de volver a sumergir la cara bajo el suelo.

Practicar este movimiento protegiéndose en la orilla de la piscina con las palmas de las manos extendidas

Aprender a deslizarse

Deslizarse por el agua es una habilidad crucial que hay que dominar antes de acordarse de dar patadas y remar, según el Instituto Acuático Starfish, un proveedor de planes de estudio para el examen de natación diagnosticado a nivel nacional. Deslizarse te ayuda a acostumbrarte a la sensación de trasladarte por el agua de cabeza.

Intenta empujar suavemente la pared lateral de la piscina con los dedos estirados delante de la cabeza. Mantén la cabeza boca abajo dentro del agua y deslízate hasta que te desvíes.

Coordine sus acciones

Los nadadores principiantes a menudo se encuentran picando desordenadamente el agua con sus extremidades. Eso está bien. Se necesita un tiempo para tener la sensación de desplazar las extremidades a tiempo. También hay que acostumbrarse a transferir la masa muscular de la espalda baja, el abdomen y las caderas para impulsarse hacia adelante.

Del mismo modo, intenta que tus piernas suban por la parte trasera de tu cuerpo y mantén una función delgada y aerodinámica. Con el tiempo, esto reduce la resistencia del agua y te convierte en un nadador más eficiente.

Aprender los trazos

Una vez que experimentes la confianza con las habilidades fundamentales de natación, dominar una brazada en particular es tu siguiente proyecto. La braza, al mismo tiempo que requiere una coordinación apenas extra que el crawl frontal, da una brazada sólida y suave esto es lo mejor para los principiantes.

Para hacer la braza, tienes que mantenerte recto en la superficie del agua, conservando la cabeza alta. Mete las palmas de las manos en conjunto con los dedos casi tocándose. Cuando los brazos lleguen a tu pecho, dobla las rodillas y levanta los pies en forma de rana con las plantas de los pies hacia cada lado.

Empuja hacia atrás con las piernas y alcanza el frente con las palmas de las manos simultáneamente. Esta doble propulsión tiene que ayudarle a surgir a través del agua.

Sumérjase en el agua

El buceo en la piscina es uno de los talentos vitales de la natación, aunque comienza fuera de las puertas del agua. Practique siempre el buceo en una piscina profunda con un socorrista de guardia. Cuando empiece, el buceo puede contener, además, el establecimiento de los dedos colectivamente por encima de su cabeza y suavemente curvando su marco hacia adelante hacia el agua hasta que se caiga, de cabeza.

A medida que vayas avanzando, intenta saltar apenas y enderezar las piernas en la parte posterior de la zambullida para entrar en el agua con suavidad.

Eliminar los malos hábitos para nadar mejor

Elimine el comportamiento horrible en su brazada de natación desde el principio. La natación se distingue de la marcha o el ciclismo porque es la que más depende del método de las tres disciplinas. Elimina los hábitos de método desde el principio para beneficiar tus facultades de natación. Y la clave para eliminar las malas conductas en la natación es evitarlas desde el principio.

Considere la posibilidad de atraer a un entrenador de natación. Un entrenador de natación adecuado puede comenzar su profesión de nadador en la tendencia correcta. Su entrenador comparará su etapa actual, construirá sus fundamentos, le llevará a lo largo de un camino constante y le ayudará a ahorrar la selección de conductas terribles. Y las conductas terribles son fáciles de acumular en la natación, pero muy difíciles de reemplazar.

Puedes tener la tentación de ver algunas películas en línea y seguir el camino del bricolaje. Sin embargo, la diferencia con la natación es la propiocepción, es decir, la sensación que tienes de la ubicación de tus extremidades y tu tronco y de la forma en que se mueve tu cuerpo. Tu propiocepción es correcta en el ciclismo y en la carrera, sin embargo, en el detalle de privación sensorial del agua -sin retroalimentación gravitacional y con poca posibilidad de verte a ti mismo- la propiocepción es limitada. En los primeros días de filmar a los nadadores olímpicos y mostrarles su propia brazada, una palabra generalmente pronunciada por los nadadores incluso mientras veían su propia película se convirtió en: "Yo no intento esto". Tu entrenador observará tu brazada, te hará comentarios, te mostrará el vídeo de tu técnica y construirá tu desarrollo. Y no, unos amigos o un atleta diferente que sea un buen nadador no siempre es probable que sea un educador experto. Las personas que descubrieron la natación a una edad temprana pueden ser nadadores adecuados, sin embargo, la mayoría de las veces no pueden hacerle saber lo que tiene que hacer para crecer para ser un gran nadador.

Nadar con frecuencia. Esto también puede parecer obvio, pero tanto en la natación como en las demás disciplinas, la frecuencia (con la forma adecuada) es más vital que nada. Si lo más sencillo fuera nadar 500 o 1.000 metros, posiblemente dirías: "Oh, apenas merece la pena mojarse para eso". Un nado breve suele ser mejor que algunos nados largos. Algunos atletas intentan nadar una racha: nadar 20 o 30 días seguidos. En tus días de descanso, vete a nadar tranquilamente y haz ejercicios durante 15 minutos, simplemente para conservar el contacto con el agua y ayudar a tu máquina a familiarizarse con la natación.

Espera la velocidad. La natación rápida llegará lentamente. Ten paciencia. Trabaja la técnica. Sigue con tu enfoque educativo. Tu velocidad aumentará con el tiempo, y no cada sesión de natación va a ser más alta que la anterior. Si nadas con una institución de maestros, asegúrate de informar a la enseñanza en cubierta de tu nivel de natación y pídele que mantenga un ojo en tu forma, que te haga sugerencias y que te ubique en el carril adecuado.

Nadar cuando no te apetece. De todas las conductas terribles que se pueden adquirir en la natación, quizá la peor sea pasar de las sesiones de ejercicio. Resiste el impulso de pasar de la natación. Hay momentos en los que simplemente no tienes ganas de nadar. Has tenido una sesión dura de natación restante. Tu entrenador te ha dado ejercicios que han sido difíciles de ejecutar. Estás un poco agotado. El camino a la piscina supone un obstáculo. Aquí tienes una forma de llegar a la piscina:

En la intimidad de tu propia mente, sitúate en la piscina después de haber terminado tu entrenamiento. Observa la sensación que experimentas ahora mismo. Coge un pequeño pellizco de esa sensación. Ahora dígase a sí mismo: "¿Cómo me sentiré después si paso este entrenamiento?". Si la solución es menos convincente que esa sensación de haber terminado, levántate y muévete.

Consejos para ser un mejor nadador

Practicar los aditivos de tu brazada con la ayuda de una tabla de surf puede llevarte a convertirte en un nadador superior.

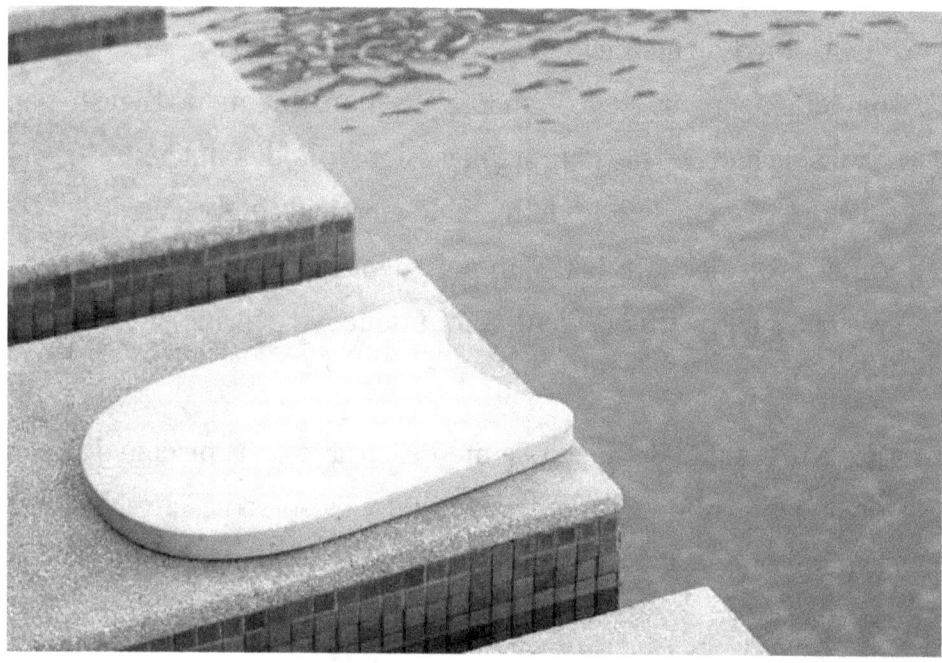

Pasar el rato en la piscina o jugar en la playa es mucho más divertido cuando sin duda te metes en el agua. Y tanto si nadas por diversión como si lo haces por deporte, hacer unos sencillos ajustes en tu brazada aumentará significativamente tanto tu capacidad de nadar como tu disfrute.

No sólo te deslizarás por el agua con mayor rapidez y eficacia, sino que te cansarás mucho menos, estarás más en forma y evitarás la frustración. Sigue leyendo para conocer las pautas para pulir tu brazada de estilo libre.

1. Wade In

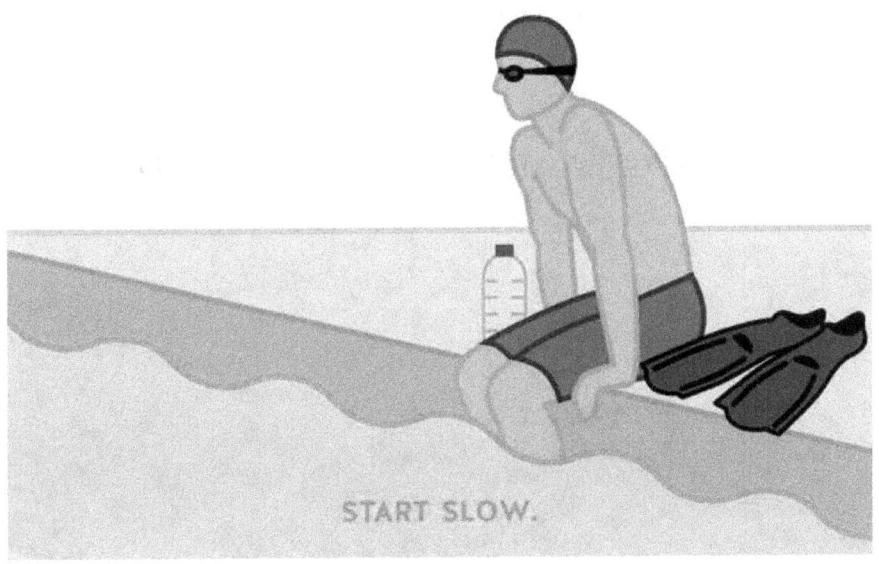

Como cualquier otra cosa, convertirse en un nadador superior requiere tiempo y práctica.

A no ser que te quedes en el mar, lo más probable es que no hayas nadado desde el último verano, así que tómate un tiempo y establece unas expectativas realistas. "Estar en forma de alta calidad no siempre se traduce en nadar", dice Robbin White, cofundadora del Instituto Acuático Starfish.

"He trabajado con triatletas y maratonistas de rango mundial que necesitaban empezar gradualmente dentro del agua". White muestra que hay que flotar de espaldas o sobre el vientre para familiarizarse con la sensación de ingravidez, llevar unas aletas que te ayuden a deslizarte por el agua y llevar un tubo de buceo para permitirte estar totalmente consciente de tus brazadas.

2. Respirar de forma correcta

Es importante aprender a respirar de forma correcta mientras se nada.

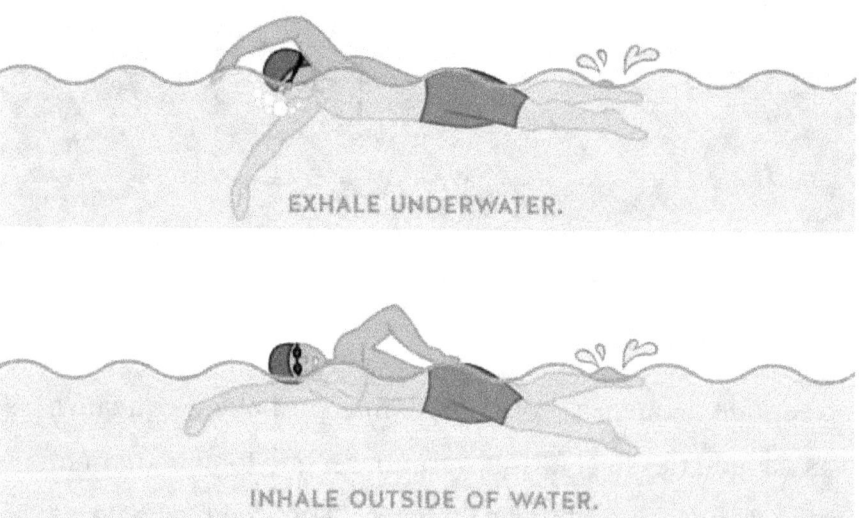

Probablemente no le des muchas vueltas a tu forma de respirar la mayor parte del tiempo. Pero mientras nadas, la respiración es un acto consciente y deliberado que puede estropear tu brazada si lo haces mal. La regla simple: inhala fuera del agua, exhala bajo el agua. El elemento final es el más difícil (obviamente).

En el límite poco profundo de la piscina, acostúmbrate a la sensación de soplar burbujas bajo el agua. "Exhale suavemente junto con las fosas nasales y la boca, a continuación, rodar - no elevar - la cabeza hacia el lado e inhalar mejor a través de la boca", dice Jennifer Harrison, un entrenamiento de triatlón totalmente basado en Chicago. "Este movimiento debe ser rítmico y al mismo tiempo que tus brazadas". Nunca intentes inhalar y exhalar mientras tu cara sale del agua o te quedarás sin aliento rápidamente.

3. Llegar lejos

Extiende los brazos hacia delante incluso nadando.

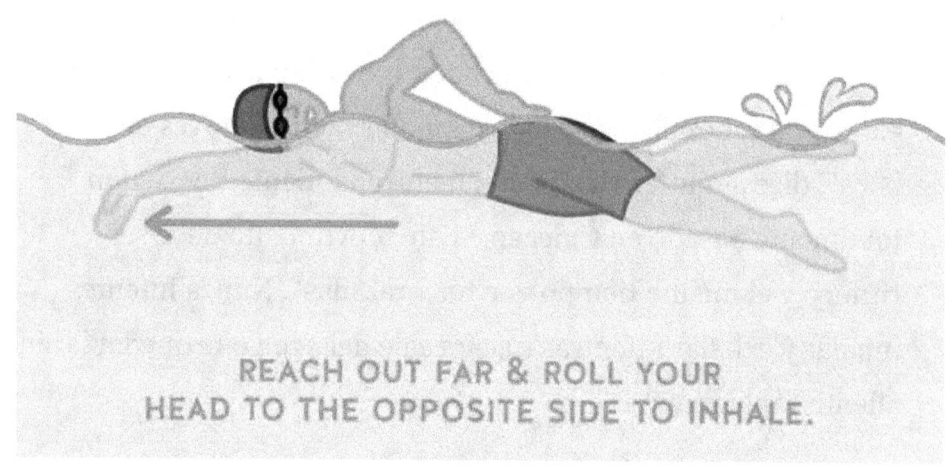

REACH OUT FAR & ROLL YOUR
HEAD TO THE OPPOSITE SIDE TO INHALE.

Cuando agrandes cada brazo delante de ti, estíralo todo lo que puedas. Al hacerlo, te ayudará realmente a respirar mejor, dice Jenn Tyler, propietaria de Happy Swimmers. "Por ejemplo, mientras alcanzas cierta distancia con la mano adecuada, todo tu cuerpo obviamente se torcerá hacia la izquierda, lo que hará menos difícil en un esfuerzo por girar la cabeza e inhalar".

4. Mantenga su cuerpo en línea

Mantén tu cuerpo en línea mientras nadas.

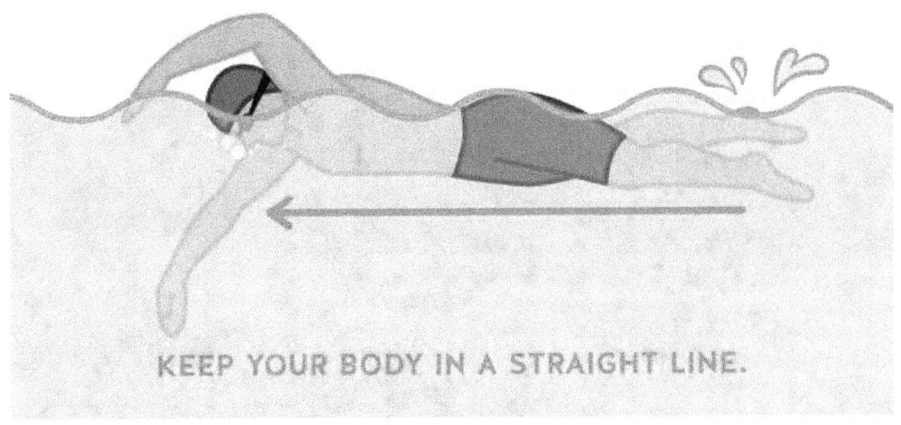

KEEP YOUR BODY IN A STRAIGHT LINE.

"Si llevas la cabeza por encima de la línea de flotación, empujarás el agua hacia delante y todo tu cuerpo comenzará a hundirse, desarrollando una resistencia inútil", dice Tyler. En su lugar, mantén el cuerpo lo más recto posible con la cabeza alineada con los hombros y las caderas.

Piensa en "nadar en alto" a través del agua. "También es posible que quieras que un amigo te filme nadando a través de la piscina para que sepas cómo te ves", dice Harrison. "A diferencia del gimnasio, donde hay espejos por todas partes, no puedes verte nadar".

5. Patada desde la cadera

Patada desde la cadera al nadar.

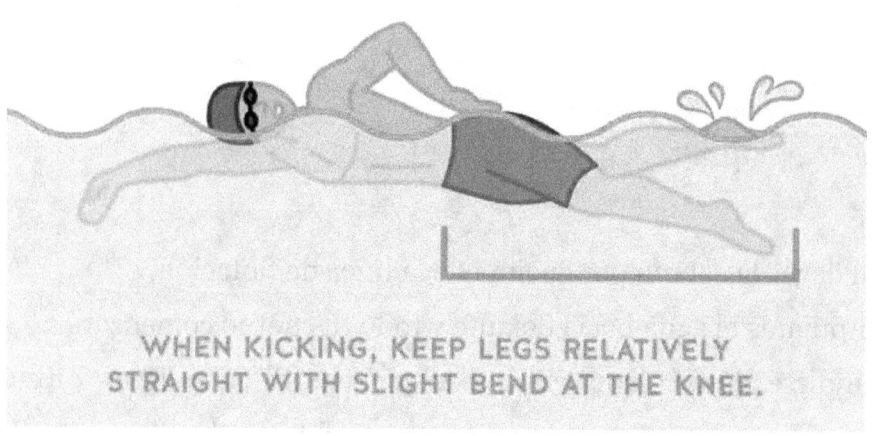

WHEN KICKING, KEEP LEGS RELATIVELY STRAIGHT WITH SLIGHT BEND AT THE KNEE.

En la brazada de estilo libre, tus piernas pueden estar bombeando hacia arriba y hacia abajo mientras te mueves por el agua. Para hacerlo sin cansarte, conserva las piernas cerca unas de otras y da una patada desde la cadera. Mantén las piernas bastante juntas, con sólo una moderada flexión de la rodilla. (No patees desde las rodillas como si estuvieras pateando un balón de fútbol.) Apretar ligeramente el trasero durante el movimiento te ayudará a involucrar la masa muscular adecuada para patear desde las caderas.

6. Apuntar con los dedos de los pies

Apunta con los pies incluso mientras nadas

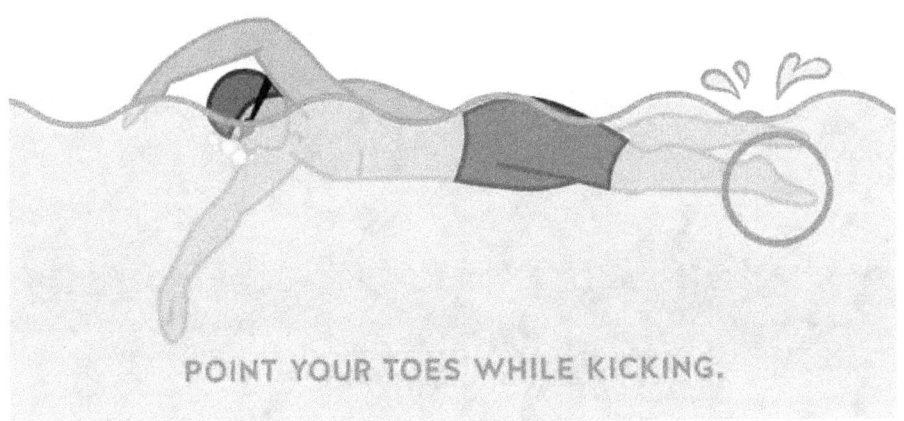

"Los nadadores satisfactorios apuntan con sus pies incluso mientras patalean", dice Harrison. "Si flexionan los pies sólo se arrastrarán por el agua". Apuntar con los dedos de los pies es más sencillo si tienes unas pantorrillas robustas, así que practica diversos deportes con las pantorrillas tanto en el gimnasio como en casa.

Pruebe a realizar un sencillo ejercicio de elevación de las pantorrillas con una sola pierna: Póngase de pie sobre una pierna al mismo tiempo que se preserva directamente a una silla robusta para la estabilidad, y levante y baje lentamente su cuerpo utilizando el levantamiento del talón de la pierna de apoyo. Haz tres series de 10 repeticiones en línea con la pierna un par de veces a la semana.

7. Empuje el pecho hacia abajo

Empuja el pecho hacia abajo mientras nadas.

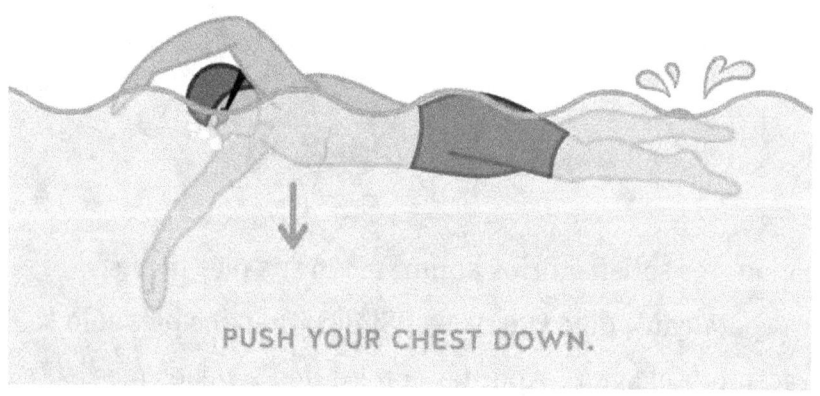

Dado que el agua misma está destinada a guiar tu estructura, "tienes que experimentar continuamente como si estuvieras nadando cuesta abajo", dice Harrison. Para ello, la cabeza y el tronco deben colocarse sólo un poco más abajo dentro del agua que las caderas. Juega con la distancia a la que empujas el pecho hacia abajo; tiene que haber un punto dulce en el que sientas que te deslizas por el agua con mucha menos resistencia.

Con qué frecuencia debe incluirse el trabajo de velocidad en su entrenamiento para obtener los máximos resultados

¿Con qué frecuencia se debe entrenar la velocidad y la agilidad?

Para resolver la pregunta "¿Con qué frecuencia debe hacer la velocidad y la agilidad de la escuela?" realmente, la respuesta rápida es que usted necesita para dedicar 4 días por semana en caso de que usted es un atleta. Este método que dos días se dedican a la velocidad, y dos días se dedican a agility.or, puede combinar en los últimos tiempos y hacer cada velocidad y agilidad para los 4 días completos. Después de todo, el entrenamiento de la velocidad y la escuela de agilidad se mueven de la mano. El aspecto excelente de la educación aproximada, ya sea para la velocidad o la agilidad es que usted es capaz de obtener en un entrenamiento completo del cuerpo mientras se entrena para cosas como la velocidad agilidad y rapidez.

¿Cuántas veces a la semana y durante cuánto tiempo?

Como atleta, sabes que el entrenamiento nunca termina. Ya sea que usted está golpeando el centro de fitness para una carrera, levantamiento de pesas, o para la educación del rendimiento deportivo en general, puede ser por lo general algo que usted está trabajando en. En cuanto a la preparación para una temporada deportiva específica, es bueno empezar a entrenar para ese partido al menos con meses de antelación para poder circunstanciar su persona. Se suele recomendar entrenar el ritmo y la agilidad durante 4 veces a la semana para aclimatar la estructura y ampliar la memoria muscular. Aunque algunos días puedes entrenar más que otros, el aspecto más vital del desarrollo es la constancia. Al entrenar cuatro días por semana, estás familiarizando a tu marco con movimientos positivos para que puedas adaptarte. Si usted ha sido para educar más eficazmente tan pronto como por semana, tomaría su marco mucho más tiempo para mantener en el progreso que usted hace.

La importancia de una técnica adecuada

Cuando se entrena, es fundamental tomar períodos de descanso entre los ejercicios. Mientras que esto va para cualquier forma de ejercicio, velocidad y agilidad ejercicios tienden a ser específicamente intensa, ya que está lejos diseñado para empujar su marco más allá de sus límites anteriores. Tomando frecuentes duraciones de relajación garantiza que usted es capaz de mantener la escolarización durante más tiempo. Esta es igualmente la manera de mantener lejos de lo que se suele llamar la fatiga central de dispositivo asustado. Si usted trata de entrenar intensamente sin tomar un descanso en el medio, usted puede encontrar que su marco se quema mucho más rápido. Especialmente con respecto a la educación del ritmo, lo importante para estudiar para correr más rápido está dentro de la forma de sprints rápidos. Durante un largo período de tiempo, usted puede encontrar que la actuación de estos sprints se convierte en más fácil y más fácil. Poco a poco, podría convertirlos en sprints más largos. Esto se hace viable a través de duraciones de relajación.

Natación al aire libre y natación en aguas abiertas

Los beneficios

La natación en aguas abiertas o "salvajes" -natación en lagos, ríos, estanques y océanos- sigue aumentando su popularidad, impulsada por la prolongada participación en triatlones a lo largo de muchos años y una creciente presencia en las redes sociales. También ha crecido la variedad de personas que nadan en agua sin sangre -definida vagamente como el agua por debajo de los 70°F- y la natación "invernal" o "sobre hielo" -descrita como el agua por debajo de los 41°F-.

Todos los nadadores habituales de aguas sin sangre declaran haber mejorado su estado de ánimo, su energía, su circulación y haber reducido los resfriados y los síntomas inflamatorios. Yo mismo he experimentado todos estos beneficios y más. Aunque se han realizado pocos estudios sobre las ventajas precisas para la salud corporal, varios estudios prometedores han observado que la natación en aguas abiertas mejora el bienestar general y la aptitud mental, especialmente uno del British Medical Journal sobre su capacidad para tratar el trastorno depresivo esencial.

Los riesgos

La natación en aguas frías es un juego intenso que requiere entrenamiento y precaución. Junto con sus muchas bendiciones potenciales, existen además riesgos reales, como la muerte, que cada nadador (así como los remeros, kayakistas y navegantes) debe conocer. La sorpresa del frío es la reacción del cuerpo a la inmersión repentina en agua fría y motiva jadeos e hiperventilación incontrolables, que pueden conducir a un ahogamiento repentino.

También existe la posibilidad de que se acelere el ritmo cardíaco y la presión arterial, lo que puede provocar un ataque cardíaco o un derrame cerebral. La gravedad de la respuesta dependerá de su aclimatación al agua sin sangre, la grasa corporal y la salud general. Según el Centro Nacional de Aguas Frías, el control de la respiración será cada vez más difícil en el agua por debajo de 70 °F, y la capacidad de sorpresa por el frío es una posibilidad excesiva que amenaza la vida en el agua por debajo de 60 °F.

El subidón de adrenalina derivado de la reacción de lucha o huida del cuerpo al agua fría también puede causar ansiedad aguda o incluso ataques de pánico que podrían aumentar su probabilidad de ahogarse. Si eres nuevo en esta actividad, es esencial que empieces poco a poco y que aumentes regularmente tu tolerancia, tal y como hice y escribí aproximadamente al enfrentarme a la preocupación y atender a una milla de natación en aguas abiertas.

Debe tener especial cuidado si tiene problemas cardíacos o respiratorios (junto con el asma) o tensión arterial alta. Hable de los riesgos con su médico antes de intentar nadar por primera vez. Dicho esto, muchas personas que lo intentan acaban enganchadas rápidamente.

Cómo prepararse para nadar en aguas abiertas en la piscina

¿No tienes acceso a las aguas abiertas? Puedes practicar todos estos ejercicios de natación en aguas abiertas en la piscina de tu barrio.

La mayoría de los triatletas no tienen un acceso tan fácil a las aguas abiertas para entrenar. Debe ser debido a las temperaturas invernales sin sangre y el agua congelada, las condiciones contaminadas o de riesgo, los visitantes del sitio de la lancha pesada o simplemente la falta de opciones cercanas para el entrenamiento en aguas abiertas.

En lugar de conformarte con estar mal organizado para la temporada de carreras o ponerte en peligro por querer enseñar en aguas falaces, esfuérzate por aplicar algunos de estos consejos de educación durante tu próxima natación.

Voltear en la T

Durante un set de natación normal, cada pared es un riesgo para descansar, relajarse y mejorar antes de la siguiente vuelta. Sin embargo, en aguas abiertas no hay paredes cada 25 o 50 metros. Una manera de recomponerse es hacer un nado extenso (de 500 a mil metros) sin tocar la pared. En lugar de girar sobre la pared y empujar con las piernas, gire sobre la T (en el extremo del marcador de carril subacuático), o cinco dedos de los pies antes de la pared. Perderás todo tu impulso hacia delante y te verás obligado a utilizar las piernas y los brazos para volver a desplazarte. Precaución: Esto puede resultar molesto para los hombros, así que asegúrate de utilizar también las piernas para impulsarte una vez que des la vuelta. Como en todas las actividades, no te excedas.

Vea a su entrenador

Durante mis primeros meses como entrenadora de natación, observé por qué los entrenadores se pasean constantemente por la cubierta de la piscina. Generalmente, es para hablar con los nadadores en diferentes carriles, sin embargo, ocasionalmente es simplemente para mantener el calor o para el entretenimiento privado. Utiliza este movimiento aleatorio en tu beneficio: imagina que tu tren es una enorme boya inflada de color naranja. Practica el avistamiento de tu tren durante una serie de ejercicios. Levanta la cabeza hacia delante, otea el horizonte en busca de la boya, gira la cabeza hacia la cara para respirar y luego sigue nadando. Haz esto no más de cinco veces según la vuelta (25 yardas).

Ejercicio de waterpolo

Los jugadores de waterpolo no parecen tener dificultades para nadar con la cabeza fuera del agua: es parte del deporte. Así que, tomemos una página de su libro electrónico y enseñemos con la cabeza fuera del agua. Hay muchas razones por las que posiblemente quieras hacer esto en una situación real de aguas abiertas (temperaturas frías, dedos de los pies en la cara, boyas difíciles de encontrar, etc). Nada la vuelta completa con la cabeza hacia arriba (por ejemplo: 6x25m). No voltees la cabeza hacia un lado para respirar; ¡eso es hacer trampa! Esta es una manera espléndida de construir energía para tu cuello y hacerte consciente de cómo se hunde la parte inferior de tu cuerpo mientras tu cabeza está levantada. Realizar este ejercicio con las palas pequeñas puestas supone un entrenamiento de energía agotador, sin embargo esto pone mucha presión en el manguito rotador, así que no te dejes llevar.

Inmersión con delfines

Además de tener acceso a más lagos de los que puedo hacer, también educo en una piscina que tiene un cese de acceso cero. El fondo de la piscina se inclina constantemente hasta la cubierta, como una playa. Aquí tengo la posibilidad de practicar el buceo con delfines. También puedes usar la parada poco profunda o la piscina para niños. Precaución: Asegúrese de que usted está familiarizado con la intensidad de la ubicación completa que son el uso de, y continuamente conducir junto con los dedos como usted se sumerge a la más baja para proteger su cabeza y el cuello.

Respiración hipóxica

La importancia de la capacidad pulmonar se suele dejar de lado. Las aguas abiertas pueden parecer mucho menos intimidantes si se puede aguantar la respiración durante un largo periodo de tiempo o si se está cómodo sin tomar aire cada tres brazadas. Situaciones como la sorpresa del agua fría, las salpicaduras o los chapuzones en la boya no son inusuales a lo largo de un evento. Trabajar en un conjunto de patrones respiratorios hipóxicos, o aumentar gradualmente el número de brazadas que se dan entre las respiraciones, es una manera impresionante de prepararse para algunas de estas situaciones. Un ejemplo es una serie de 5x100m en la que se respira cada tres brazadas en la primera vuelta, cada cinco en la segunda, cada siete en la tercera y cada nueve (o ninguna) en la última.

Giro en el centro

Rara vez un triatlón o natación en aguas abiertas tendrá un giro de 180 grados en el recorrido, ya que enviar a los nadadores de frente en dirección a los competidores no es una buena idea. Por lo tanto, los giros de 90 diámetros son la norma. Imagina que hay una boya en el centro de tu carril, nada hacia ella y haz un giro en U alrededor de ella. Puedes usar a un compañero de equipo como boya, llevar una boya inflada, usar una marca en el fondo de la piscina o simplemente tu imaginación. El factor es: ¡Practica tus giros! Haz también unos cuantos giros de 180 grados: ¡puede que te duela estar demasiado preparado!

Tres anchos

La mayoría de los carriles de natación tienen una extensión de unos pocos metros. Esto es justo el espacio suficiente para que tú y dos compañeros de equipo os apiñéis de lado a lado. Hacer 6x25m unidades rápido, en el que el comercio que la posición absolutamente todo el mundo comienza en. El puesto del medio es el más divertido y hay que luchar por él.

Redacción

¡Aquí es donde empieza la diversión! Aproveche un conjunto extendido, como la repetición de 300s o 400s, y ponga nadadores de habilidades similares dentro de los carriles iguales. Cada nadador tiene que empezar un segundo más allá, esencialmente uno después de otro, e intentar vivir justo en los dedos de los pies del líder. No olvides intercambiar quién lidera el carril después de cada intervalo.

Cómo utilizarlos

Estos divertidos y duros ejercicios pueden incorporarse a un ejercicio regular de natación. Después de un tiempo, la escuela en la piscina puede conseguir un pedazo repetitivo (en particular después de 20 años) y cualquier cosa para combinar hasta el tedio es una alternativa bienvenida. No sólo estos ejercicios le darán un toque de aumento mental, sino que también le prepararán para su primer, segundo o centésimo triatlón. Sé creativo, auténtico e ingenioso con tus ejercicios. Estas son sólo algunas sugerencias para fomentar tus ideas personales de entrenamiento. Combina un par de ejercicios (como el de tres anchos y el de polo acuático) para hacer que cada día en la piscina sea más divertido. Recuerda que lo más importante es sentirte seguro y preparado cuando estés en la línea de salida.

Capítulo 2
Introducción a la propulsión

Dos factores clave para nadar rápido son reducir la resistencia y aumentar la propulsión dentro del agua. Una vez que hayas trabajado en las técnicas específicas para ayudar a disminuir la resistencia [lee la Parte 1: "Tu introducción a la resistencia" aquí] y mejorar la aerodinámica, es el momento de abordar la propulsión. La propulsión se desarrolla primero y principalmente por medio de la mecánica de la brazada, después de lo cual se vuelve eficiente en el uso de una fuerza en el agua. Los efectos mixtos de la estabilidad del cuerpo, la aerodinámica y la mecánica de brazada adecuada son los que dan como resultado una natación más rápida. Aquí están las 4 mejores ideas para aumentar la propulsión y 6 ejercicios para incluir en tu educación de natación.

Principios para aumentar la propulsión
Nº 1: Codo alto

La función de codo excesivo se refiere a 2 fases de la brazada de estilo libre: El codo alto en algún momento de la sección de restauración (mientras el brazo está fuera del agua) y a lo largo de la sección de captura (el 0,33 primario de la fase de tracción subacuática) de la brazada.

Una posición excesiva del codo en algún momento del segmento de curación de la brazada, en la que el brazo inferior cuelga perpendicularmente del brazo superior, es el enfoque preferido, ya que requiere mucho menos esfuerzo y facilita la conservación de la alineación del cuerpo. Un codo alto normalmente ayuda a establecer el atleta con una entrada de la mano impresionante que entra en el agua directamente en consonancia con el hombro. Cuando la función del codo no es siempre excesiva, hay una mayor amenaza de que la mano entre en el agua tanto demasiado cerca del pináculo como cruzando la línea media del cuadro.

Durante la sección de captura de la brazada, la flexión temprana del codo bajo el agua ofrece una gran superficie de tracción e inicia el reclutamiento de la enorme masa muscular de la espalda, suministrando electricidad multiplicada. El codo alto es clave para la fase de tracción de la brazada, en la que el antebrazo y la mano se dirigen hacia atrás en dirección a la pared de nuevo. Cuando el codo se baja, las fuerzas son empujadas hacia abajo (por la razón de que el antebrazo y la mano están orientados hacia el fondo de la piscina). Como resultado, la estabilidad y la fuerza se ven afectadas negativamente.

No. 2: Involucrar al núcleo

Cuando la trampa del codo alto se lleva a cabo con el brazo de tracción esto es dentro del agua, presenta un factor de anclaje de la que el centro puede entonces iniciar la potencia de propulsión. La participación de los tejidos musculares de la parte inferior de la espalda, la cadera y el torso en sinergia con el tejido muscular del brazo permite la presión adicional que se llevará a cabo a cada golpe y, además, las consecuencias en menos fatiga del brazo. Cuanto más presión se aplique, mayor será el ritmo. Cuando los grupos musculares del medio no están comprometidos, el cuerpo pierde su capacidad de transportarse a través del agua en una línea instantánea en un estilo de torpedo. La pregunta será entonces, ¿cómo comprometer la masa muscular central? La postura alta en el agua, el estiramiento a través del centro entre la caja torácica y la pelvis, la protección en el ombligo y el ligero apretón de los grupos musculares de los glúteos (parte inferior) ayudarán a asegurar el uso de la masa muscular necesaria.

Nº 3: Rotación de la cadera e impulso

Las caderas forman parte del centro y son la presión impulsora en el estilo libre en lugar de ser simplemente una parte del cuerpo que gira. La clave es la conexión que incluye el núcleo, las caderas y los hombros a distintos niveles en algún momento de la carrera. El marco tiene que pivotar a través del largo eje vertical o imaginario que va desde los dedos del pie hasta la cúspide. Cuando esta conexión del marco completo ocurre desde las puntas de los dedos hasta el robo, trabajan para impulsar el marco hacia adelante.

El momento de la rotación de la cadera debe estar apenas por delante de la rotación del hombro, de modo que cuando el cuerpo rote hacia la izquierda, se produzca la curación del brazo izquierdo. Esta sincronización también puede ser igual con la faceta adecuada. A medida que la velocidad de la rotación aumenta, se gana impulso y las consecuencias de la transferencia de electricidad, ayudando a crear un ritmo robusto y la electricidad a la carrera. Esto no es numeroso a un jugador de fútbol que lanza una pelota. El lanzamiento efectivo se inicia cuando la fuerza ganada por la rotación de la cadera y la potencia se transfiere al hombro antes de soltar el balón. Teniendo en cuenta que el brazo y la mano son una extensión del movimiento de la estructura interconectada que está tomando la región.

Muchos atletas tienen un aspecto favorecido en el que respiran. Convertirse en una respiración amortiguada en cada aspecto ayudará a ampliar la simetría de rotación adecuada y la rotación del eje longitudinal. No siempre es inusual que los nadadores entren en conflicto con un rollo de marco lo suficientemente bueno en su faceta débil. Una rotación inadecuada resulta en nadar plano dentro del agua, aumentando la resistencia frontal y al final prescribiendo el periodo de la brazada. Un nadador que rota adecuadamente sobre su eje largo puede ser capaz de incluir la rotación necesaria del hombro crítica para la curación y el segmento de alcanzar (cuando la mano principal está alcanzando hacia adelante bajo el agua) de la brazada. Ser capaz de alcanzar de manera similar en el agua, facilita con una captura temprana y una cantidad extendida de agua que puede ser desplazada por la duración de la fase de tracción. [Lea más sobre "¿Se está deslizando o alcanzando?" aquí].

Nº 4: La patada

Recordando que la rotación se produce a través del eje longitudinal que recorre todo el periodo del cuerpo, y una patada eficiente y adecuadamente programada ayudará a embellecer la rotación del cuerpo para presionar tanto los brazos de tracción como los de recuperación. Aunque los nadadores más excepcionales del mundo generarán aproximadamente un 10 por ciento de su ritmo a partir de la patada, lo importante es la conexión de la cadena cinética, el ritmo y la propulsión constante que resultan de una patada eficaz.

Una patada ineficiente hará que las piernas y el cuerpo se hundan y que el nadador se esfuerce por mantener una posición aerodinámica.

Ejercicios de propulsión para nadar más rápido

Aquí están los mejores ejercicios que ayudarán a su conciencia de aplicar esas normas en la práctica. Recomiendo que todos los ejercicios, excepto el del puño (nº 6), se realicen con aletas largas y sin ellas.

1. Patear de lado con rotación (ejercicio 6-1-6 y 6-tres-6): El ejercicio 6-1-6 comienza dentro de la posición de estabilidad lateral prolongada con el brazo inferior estirado y alcanzando hacia adelante. Cada tres patadas (o cuatro-cinco segundos), usted está tomando el brazo de pinnacle esto es por medio de su aspecto y su completa una carrera. Al entrar la mano en el agua y alcanzar hacia adelante, la mano opuesta (que era la mano principal) se utiliza para tirar y girar hacia el otro aspecto. Mantén la colocación en el aspecto antes de completar la siguiente rotación única. El ejercicio 6-tres-6 es similar al ejercicio 6-1-6; sin embargo, en lugar de terminar una brazada, se dan 3 brazadas completas antes de rotar hacia el otro lado. Concéntrese en una rotación suave y en mantener el cuerpo

alineado. Este ejercicio debe hacerse muy lentamente y con propósito.

2. Ejercicio de recuperación con Kickboard: Este ejercicio comienza con una conciencia mayor sobre la brazada de estilo libre. Sin embargo, también obliga a la estructura a estar en una posición larga antes de comenzar la sección de tracción subacuática de la brazada. Usando una tabla de surf, comienza con cada mano extendida y manteniéndola al frente. Comenzando con el brazo izquierdo, todo el ciclo de una brazada antes de devolverlo a la tabla. Una vez que llegue a la tabla, completa el ciclo con el brazo alternativo. Esta pausa dentro de la brazada permite darle tiempo a la conciencia en una trampa impresionante, el tirón y la rotación requerida al iniciar la recuperación, incluso como, sin embargo, mantener el brazo opuesto extendido y lograr.

tres. Ejercicio con un solo brazo: Con un brazo extendido, realizar ciclos completos con un solo brazo. Mientras que este ejercicio es un ejercicio de primera clase para especializarse en todos los componentes de la brazada (recuperación, entrada, captura, tirón, etapas de empuje), con el fin de utilizarlo para ayudar con la estabilidad del cuerpo y la alineación, la atención en la restauración del codo excesivo. Esto te ayudará a establecer una fase de acceso y subacuática estupenda. Para lograr esto, es necesario una buena rotación suficiente y el cuerpo tiene que actuar como una unidad no casada. Una vez que haya terminado ya sea una mitad de o la longitud completa con un brazo, a continuación, transferir al brazo de cambio. Esto también le permitirá conocer adecuadamente si existe un punto débil en su lado izquierdo o derecho.

cuatro. Ejercicio de arrastre con los dedos: Este ejercicio puede terminarse como un ejercicio de captura o como un ejercicio de estilo libre manejado lentamente. La atención se centra en una recuperación cómoda y un acceso preciso, ya que obliga al nadador a mantener el codo excesivo aunque las palmas permanezcan cerca del agua. Con el brazo de recuperación, arrastra lentamente las puntas de los dedos apenas por debajo de la superficie del agua, manteniéndolas allí hasta que la mano entre en el agua. Si este ejercicio se realiza correctamente, recibirá observaciones inmediatas sobre si sus brazos están cómodos y pueden sentir el agua.

cinco. Ejercicio de Tarzán/Polo: Este ejercicio de estilo libre se termina con la cabeza fuera del agua y se mantiene en una función neutral, mirando directamente hacia adelante. El enfoque de este ejercicio es la recuperación del codo excesivo, el acceso excelente y la captura del verde. Permite construir la electricidad de la parte superior del marco y construir una rotación más rápida y efectiva.

6. Ejercicio de puño: Se trata de un ejercicio sofisticado que, si se realiza con eficacia, facilita al nadador la sensación de tensión del agua en el antebrazo durante la fase de captura de la brazada. Fomenta un codo temprano y alto durante toda la captura. Pero realmente, el estilo libre se realiza muy lentamente con las manos cerradas en posición de puño durante toda la brazada. Si la brazada es apresurada, no se obtendrá la sensación que se busca. Este es el ejercicio más efectivo que podría recomendar hacer sin aletas, ya que necesitas prestar atención a los comentarios que recibes (la presión en los antebrazos) mientras regulas tu función de captura en algún momento del ejercicio. Este ejercicio es igualmente muy bien logrado cuando se combina con el estilo libre regular (ejemplo: 25 yardas puños/25 yardas libre) porque le permite sentir la energía entregada desde el agujero de las manos y el codo más alto

Nota: Se recomienda que este ejercicio se termine inicialmente bajo la atenta mirada de un educado para asegurarse de que los pulgares no están entrando en el agua primero. Esto localizará una excesiva rotación interna en el hombro que puede resultar en problemas de hombro.

Introducción a la Arrastre

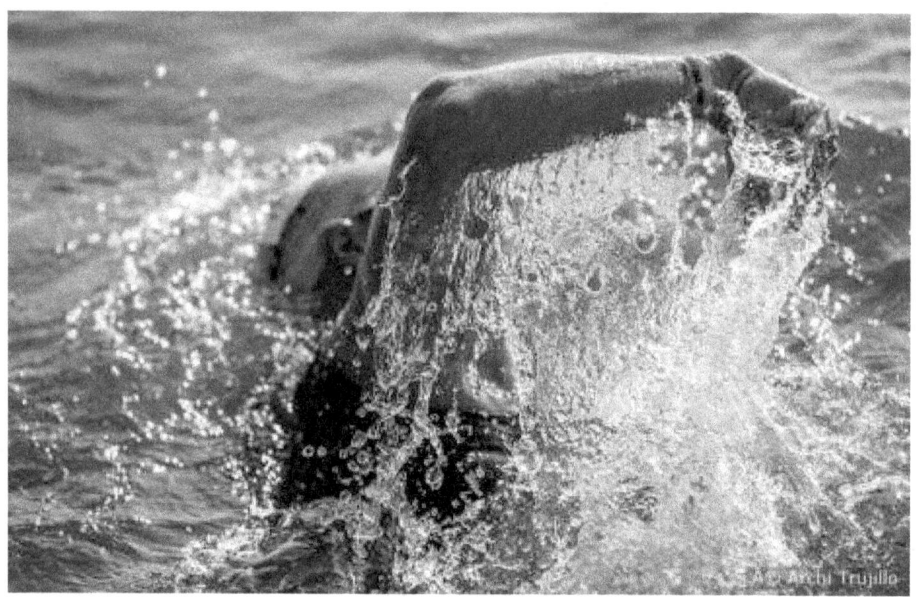

La intensidad y la duración de los ejercicios de natación son, sin duda, esenciales cuando se trata de nadar rápido. A medida que estos componentes aumenten, la forma física mejorará y el ritmo será más rápido, pero sólo hasta cierto punto. El entrenamiento más difícil y más largo tiene sus límites. Para la mayoría de nosotros, puede haber una gran cantidad de tiempo disponible para nadar y hay una gran intensidad que el cuerpo puede soportar. En algún momento, el aumento de la intensidad y la duración no será suficiente para obtener beneficios en la natación.

Esto nos lleva al componente clave opuesto a la natación rápida, que es la técnica. Específicamente, los 2 aspectos de esto son:

1. Disminución de la resistencia en el agua

2. Aumento de la propulsión dentro del agua

El agua es más densa que el aire. La resistencia en el agua aumenta por medio del cuadrado de la velocidad a la que nadamos. Esto significa que, a medida que nadamos más rápido, los resultados de la resistencia se hacen más notables. Dado que la disminución de la resistencia requiere la habilidad en lugar de aplicar la presión para el crecimiento de la propulsión, puede haber un mayor margen de mejora. Con esto en mente, aquí están mis 5 conceptos clave y mis 10 mejores ejercicios para ayudar a disminuir la resistencia.

Principios para reducir el arrastre
Nº 1: Trabajar el equilibrio

Mejorar la estabilidad dentro del agua es la principal manera de reducir la resistencia. Cuanto más horizontal se pueda permanecer dentro del agua, menos agua se desplazará y, en consecuencia, mejor será la estabilidad. Si la parte superior se coloca demasiado dentro del agua o se levanta al respirar, el efecto resultante es que las caderas y las piernas caen. La posición aerodinámica se ve comprometida y se crea una resistencia adicional.

No. 2: Nadar en altura

Hacerse lo más "largo" posible dentro del agua es comparable a que un kayak de competición cónico se mueva por el agua en lugar de un pequeño kayak de ocio redondeado. El kayak de competición crea muchas menos turbulencias al desplazarse por el agua que la embarcación compacta. Menos turbulencia equivale a mucho menos desplazamiento de agua y tan pronto como de nuevo, disminución de la resistencia. Nadar más alto requiere que, al entrar la mano en el agua, se siga estirando hacia delante, mientras se gira para tomar aire.

Nº 3: Cabeza neutra

Mantener la cúspide en un papel alineado y neutro (es decir, en el paso con su marco, con sólo su cara en el agua) ayudará a la aerodinámica. Concéntrese en las caderas para dirigir la rotación y luego permita que la cabeza la siga. Minimizar el movimiento de la cabeza provocará un menor desplazamiento del agua.

Nº 4: Patada compacta y eficaz

Las investigaciones sugieren que incluso los nadadores olímpicos de calidad generan con mayor eficacia alrededor del 10 por ciento de su velocidad con la patada. Mientras que el rendimiento de la patada es crítico para nadar rápido, principalmente para los que compiten en pruebas de cien metros libres (para ayudar a crear la propulsión), una patada compacta es más importante para los triatletas con el propósito de disminuir la resistencia. De este modo, la patada no debe fluir demasiado por debajo de la línea del cuerpo ni dañar el suelo.

Nº 5: Exhalar

Contener la respiración mientras la cara está sumergida crea una flotabilidad extra. Si bien esto parece un elemento sorprendente, el problema es que la flotabilidad extendida ocurre dentro de la mitad superior del cuerpo. El impacto resultante es que hace que las piernas se hundan. Cuando la cara está dentro del agua, debes exhalar continuamente por la boca, la nariz o un conjunto de ambas, lo que te resulte más cómodo. Esto también ayudará a asegurarse de que los pulmones están preparados para inhalar completamente.

Aquí están mis diez ejercicios más importantes para ayudarte a aplicar esas 5 ideas en el ejercicio. Estos ejercicios deben realizarse con aletas largas para maximizar su impacto. Intenta realizar cada ejercicio lentamente.

Ejercicios para nadar más rápido

1. Patear de espaldas: Manos y dedos extendidos por encima de la cabeza. Concéntrese en mantener las caderas altas dentro del agua y la cabeza en posición neutral. Relájate que eres respiratorio.

2. Patada vertical: Desde una función vertical dentro de la parte profunda de la piscina y con las palmas de las manos en las facetas, utilice una patada de aleteo para mantener la cabeza por encima del agua. Intenta mantener las piernas directamente y los pies en punta. A medida que te vuelvas más potente, puedes empezar a añadir una rotación de 90 grados en cada aspecto con una pausa en el centro. Intenta provocar la rotación desde las caderas y las piernas y no desde la parte superior del cuadro con el fin de rotar el cuadro como una unidad. Para una versión más avanzada, intente impulsar los brazos durante períodos de 10 segundos.

3. Patear de nuevo con la rotación: Este ejercicio permite el conocimiento en un papel excelente marco y el trabajo en su rotación eje longitudinal. En una función horizontal en la espalda con los brazos por medio de los lados, rotar su cuerpo al aspecto 90 niveles. Mantenga la ubicación momentáneamente (tres-cinco segundos) antes de girar sobre su espalda y en el lado alternativo. Deje que las caderas guíen la rotación y sea consciente de mantener la parte superior en una función neutral. Tómatelo con calma y relaja la respiración.

cuatro. Pared de empuje bajo el agua: Este ejercicio facilita la conciencia de estar en forma dentro del agua. Sobre el vientre, respira profundamente, métete bajo el agua y empuja con fuerza fuera de la pared. Permaneciendo bajo el agua y con las manos extendidas y en función de torpedo, patalea hasta que quieras volver a tomar aire antes de repetir el ejercicio. No aguantes la respiración, sino que deja salir el aire lentamente por las fosas nasales y la boca.

cinco. Patada sobre el estómago con los brazos extendidos: Comienza en la misma posición que en el ejercicio anterior, con las manos en forma de torpedo (las palmas de las manos juntas por encima de la cabeza y los codos estirados). Completa este ejercicio en el suelo del agua, con el objetivo de patear apenas por debajo de la superficie. Mantén la cabeza alineada para que las orejas queden entre los hombros. Concéntrese en exhalar constantemente mientras la cabeza está dentro del agua. Levanta la cabeza para respirar.

6. Patada en el estómago con los brazos a través de los aspectos: Comience boca abajo en el agua, con la cabeza en un papel imparcial alineado junto con la columna vertebral y las palmas de las manos a los lados. Completa pequeñas patadas compactas. Girar para respirar hacia el lado. Dirigir con las caderas y la conciencia en la rotación como una unidad. Intentar mantener la gafa inferior en el agua y exhalar en el transcurso de la rotación.

7. Equilibrio lateral extendido: Empiece de cara con el brazo inferior estirado y estirado hacia delante. Debe estar justo debajo del suelo del agua. Intente presionar la oreja sobre el hombro. La cabeza debe estar en una posición neutra y alineada en el agua con los ojos mirando ligeramente hacia la mano principal. El ombligo debe estar orientado hacia la pared lateral. Exhala mientras la cabeza está dentro del agua y al girar la cabeza para respirar, intención de tener una gafa dentro y otra fuera del agua (ya que es la posición adecuada en la cabeza mientras se gira para respirar). El brazo superior pasa por tu lado. Realiza una patada regular prestando atención a mantener las piernas directamente y sin doblar la rodilla. Haz un largo de la piscina en una faceta y luego cambia a la faceta alternativa.

8. Equilibrio lateral: Este ejercicio se realiza de forma similar al anterior; sin embargo, ambos brazos se colocan en los bordes. Realice este ejercicio para comenzar con las aletas. Se puede introducir la rotación en este ejercicio, en el que se comienza en función de la faceta y luego se gira lentamente hacia el aspecto opuesto. Intenta mantener el cuerpo largo y alineado mientras rotas. Mantenga la ubicación en cada lado antes de repetir la rotación.

9. Aleta de tiburón: Comience este ejercicio en la posición de equilibrio lateral extendido (ejercicio nº 7). Deslice lentamente el brazo superior hasta el papel de aleta de tiburón, como se ilustra a continuación, y luego vuelva a colocarlo de lado. Este ejercicio también puede practicarse en la función de estabilidad lateral (ejercicio nº 8). La posición de aleta de tiburón le permitirá mantener el equilibrio y le ayudará a sentirse cómodo con el restablecimiento del codo alto en un esfuerzo por prepararse para el acceso a la mano.

10. Patada de torpedo desde la pared: Es similar al empuje subacuático desde la pared (ejercicio nº 4). Sin embargo, este ejercicio se realiza en el suelo del agua. Empuje desde la pared con los brazos extendidos y los dedos juntos y la cara en el agua. Patalea vigorosamente hasta que necesites tomar aire. Detente y baja lentamente hasta la pared. La atención debe centrarse en apuntar los pies -y apuntarlos apenas hacia adentro para que los pies macizos casi se rocen- y en patear desde la cadera. Mantén las rodillas cómodas (pero no dobladas) y potencia desde la cadera. Tienes que sentir que el tejido muscular de los glúteos (espalda) está comprometido.

Capítulo 3

Los fundamentos de la natación rápida

He aquí algunos consejos para nadar mejor.

1. Comience con su enfoque.

Saltar a la piscina y hacer un par de series a la máxima profundidad será un ejercicio notable; no hay duda de ello, pero ¿cuánta de esa natación se logra con el enfoque exquisito?

Es tentador tener que basar nuestro rendimiento general en la piscina en el puro esfuerzo y la voluntad, sin embargo, si usted es crítico acerca de querer nadar más rápido que, además, debe ser la natación con la atención y la intención. Cuando enseñas deliberadamente esto significa que estás actuando tus rutinas de entrenamiento de natación con cada intento y conciencia.

La base final de un nadador de éxito es tener una técnica excelente. A medida que se desarrolla, la técnica negativa actúa como un techo de cristal en sus habilidades, algo que somos capaces de tocar extra en unos momentos.

2. Ve paso a paso.

Intentar hacer cambios de técnica al por mayor es difícil y te hará sentir abrumado. Concéntrese en una cosa a la vez hasta que esté absolutamente clavado, después de lo cual pasar directamente a la siguiente cosa.

Por el contrario, en el caso de que debas trabajar aspectos únicos de tu carrera y entrenamiento, empieza por separarlos utilizando el conjunto.

Así, por ejemplo, durante el calentamiento te centrarás completamente en mantener una captura de codo alta. Durante el precalentamiento trabajarás en el balanceo adecuado del cuerpo. A medida que cada uno de ellos se convierta en un elemento fijo de tu natación, se integrará en tu carrera diaria.

Céntrate en un componente y hazlo increíblemente bien dentro de la piscina.

3. Obtenga información.

Nuestros prejuicios son casi ilimitados. Exageran nuestros miedos, restan importancia a nuestros puntos fuertes y nos hacen pensar que nos esforzamos más en ese set de lo que seguramente podríamos haber hecho. También se extienden a la forma en que vemos nuestra técnica.

La entrada de la mano parece que ya no es tan amplia como nos imaginamos. Dejamos caer el codo mientras estamos desgastados, sin darnos cuenta. Y así sucesivamente.

Disponer de un tren, o de comentarios en vídeo en el caso de entrenar en solitario, le ayudará a precisar los errores de su método desde el principio.

Hay numerosos metros y yardas por delante para nadar, y conseguir una brazada adecuada antes de saltar a ellos es fundamentalmente crítico. Además, cuanto más se avanza en el camino de la natación, más difícil resulta hacer modificaciones y cambiar de ruta.

Practica, obtén feedback, aplícalo y repite.

4. Emular a los profesionales.

Uno de mis enfoques favoritos para mentalizarme antes del entrenamiento es ver un par de vídeos de YouTube de algunos de mis nadadores favoritos.

Tanto si se trata del cómodo estilo libre de Matt Biondi como de ver a Phelps o a Lochte dando monstruosas patadas de delfín bajo el agua, ver a otros nadadores nadar de la forma que yo necesito me ayuda a interiorizar las acciones para cuando me meta en el agua más adelante.

Respondemos bien al mimetismo a través de algo conocido como neuronas reflectoras en nuestro cerebro, que nos permite interiorizar los movimientos y las jugadas de los demás, dando crédito a la expresión "el mono ve, el mono hace".

5. Ser capaz de comprender el rendimiento.

El agua presenta resistencia. Un montón de ella. Al ser casi 800 veces más densa que el aire en el mar, los nadadores siempre están luchando contra la resistencia del agua.

Desde la aerodinámica, pasando por el afeitado de nuestros cuerpos, hasta el uso de trajes tecnológicos de alto precio, estamos todo el tiempo luchando contra la densidad del agua.

La natación no suele consistir en ser más potente o más eficaz, sino en ser más verde. Si se examina el marco de un nadador, se empieza a reconocer lo que quiero decir; están construidos magra y diseñado para la guerra de la densidad del agua. Michael Phelps, a 6'4" pesa *como mucho* alrededor de 190 libras.

Esbelto, eficiente.

Alexander Popov, posiblemente el mejor atleta de saltos libres de todos los tiempos, puede nadar con frecuencia largos tramos de estilo libre, todos ellos mientras explora los recovecos de su brazada, buscando sin cesar formas de hacerla más eficiente y fácil de deslizar por el agua.

Intenta que tu golpe sea más verde haciéndolo largo, manteniendo además un perfil bajo dentro del agua.

6. Practicar, practicar, ejercitar.

Los mejores nadadores del juego lo hacen parecer supremamente limpio, ¿no es así? Podemos ver nadar a una persona como Michael Phelps y pensar que, como parece tan relajado, debe ser suave.

La brazada relajada esconde un nivel de dominio y una fuerza de voluntad implacable para entrenar mejor y más rápido durante años de entrenamiento. Se han ganado esa brazada "suave" y eficaz a lo largo de kilómetros y kilómetros de metros y yardas dirigidos en la piscina.

Tanto si tu propósito es ir a los Juegos Olímpicos como formar parte del equipo universitario de tu facultad, es necesario hacer ejercicio.

Se trata de desplegar e instalar las repeticiones.

Nadar con un enfoque maravilloso y un esfuerzo extraordinario durante algunos largos es genial; hacerlo una y otra vez durante semanas, meses y años es la grandeza.

7. Medir y progresar.

La natación es una recreación de los números. Los recuentos de brazadas, las cuotas de brazadas, los intervalos y los costes cardíacos se suman para hacer realidad el sueño de un estadístico.

Y lo que es más importante, le proporcionan puntos de referencia muy específicos y medibles que podría trabajar para progresar y mejorar con el tiempo.

Concéntrese en el rango que le importa al máximo y pinte para mejorarlo.

La progresión debe ser el objetivo final de una semana a otra en la piscina. Después de todo, el desarrollo actúa como un goteo intravenoso de motivación, presentando una sensación constante de impulso con el propósito de mantenerte orientado e inspirado para pintar duro en la piscina.

Tanto si se trata de hacer kilómetros adicionales a ritmo de carrera, como de hacer más centenas en un intervalo específico, o de conservar un número de brazadas seleccionado para distancias cada vez más largas, hay formas ilimitadas de graduar y desarrollar tu natación.

Ejercicios de velocidad en natación

DRILLS

Ejercicio de cráneo de pie

Durante este ejercicio, experimentarás el agarre del agua en tus antebrazos y en los dedos de las palmas de las manos para que comprendas lo que es ganar tracción en el agua. Para realizar el ejercicio, ponte de pie en la piscina, con el pecho hundido (dobla las rodillas si es necesario), con las palmas de las manos a unos 10 o 15 centímetros por debajo del suelo, en paralelo con el fondo de la piscina. Dirige las palmas de la parte superior hacia fuera, ligeramente más anchas que la anchura de los hombros; las palmas de la parte superior permanecen firmes en esta posición durante el ejercicio.

Comienza con los codos doblados y las manos/los brazos delante de los hombros inclinados en una actitud de 45 grados, de modo que las manos queden lejos de cada uno (el pulgar es el factor inferior, el meñique el punto superior). Trabajando desde el codo más a mano, presiona tus dedos/abrazos lejos de cada uno (ese es el movimiento de barrido hacia fuera), enderezando progresivamente el codo, hasta que tus brazos sean de 8 a 12 pulgadas más anchos que el ancho de los hombros. Al terminar el barrido de salida, invierte rápidamente la dirección de las palmas de las manos/antebrazos para que las manos se enfrenten a cada una de ellas en un ángulo de 45 grados (el meñique es ahora el punto más bajo y el pulgar el punto más alto) y presiona hacia dentro, doblando el codo (este es el movimiento de barrido de entrada). Haz un barrido hacia dentro hasta que las manos y los antebrazos queden delante de los hombros, después de lo cual haz un recorrido inverso y vuelve a hacer un barrido hacia fuera. Para obtener los beneficios de este ejercicio, asegúrese de mantener el brazo superior estable, trabajando mejor con el codo. Este ejercicio construye la coordinación y la fuerza en el codo, que es importante en los tres niveles del tirón subacuático.

Taladro horizontal Scull

Los movimientos idénticos de entrada y salida de la mano/antebrazo como en el ejercicio de cráneo de pie, pero ahora usted se acuesta dentro del agua, boca abajo, con los brazos superiores colocados dentro de la función de trampa del codo alto, mientras calcula la duración de la piscina.

Para realizar el sculling horizontal, empújese de la pared en posición aerodinámica y luego salga a la superficie, manteniendo cada mano en la parte delantera de la cabeza. Alcanza la parte superior de los brazos hacia delante, alargando la masa muscular que rodea la escápula. Tus manos superiores tienen que estar levantadas, arqueadas hacia fuera de 3 a 4 pulgadas más que la línea lateral de tu cuerpo, y giradas/torcidas apenas para que los codos apunten hacia arriba. Mantenga sus dedos superiores estables en esta función de codo excesivo en algún momento del ejercicio.

Taladro de Tarzán

Nada tu brazada habitual de estilo libre, pero mantén la cabeza por encima del agua mirando directamente hacia delante todo el tiempo. Tu brazada puede ser un poco más agitada/corta, y tu rotación crecerá. El ejercicio es tremendo para construir la potencia y la rotación natural, y para el crecimiento de la tracción subacuática, debido al hecho de que usted debe mantener el agua correctamente con el fin de pasar por delante mientras se mantiene la cabeza por encima del agua.

Taladro de perro-pala

Simula la brazada de estilo libre pero conserva la cabeza por encima del agua y los brazos bajo la superficie del agua durante todo el ejercicio. No te pongas mejor sobre el agua como lo harás durante una brazada normal de estilo libre. En su lugar, después de terminar cerca de la cadera, desliza la mano/el antebrazo por debajo de la estructura, cerca del cuerpo, baja hasta la extensión en la parte delantera de la cabeza.

Ejercicio con un solo brazo

En este ejercicio, un brazo permanece en el escritorio al mismo tiempo que el brazo opuesto tira. El motivo de la brazada con un brazo es prestar atención al tirón subacuático en un aspecto sin preocuparse del momento de la brazada completa. Mantén el brazo de la brazada de escritorio a tu lado o delante de tu cabeza. Es más difícil dejar el brazo inmóvil a tu lado; inténtalo cuando te sientas lo suficientemente robusto y puedas coordinar bien la respiración y la presión del medio.

Puedes centrarte en cualquier elemento de la aproximación al golpe en algún momento del ejercicio con un brazo, junto con (1) el movimiento de arco de tu brazo superior porque está entrando en el agarre del codo alto, (2) el cabeceo de tu mano/antebrazo durante toda la sección diagonal del golpe, o (3) el cabeceo de la mano dirigiéndose más cerca de la cadera para el final.

Ejercicio de un brazo con tabla de patinaje

Similar a lo anterior, sin embargo ubicar el brazo que no está en movimiento en el pináculo de una tabla de surf. Este ejercicio proporciona otra perspectiva desde la que trabajar todos los niveles del tirón subacuático, particularmente el agarre del codo alto.

Coloca la mano que no golpea sobre el pináculo del centro de la tabla de surf. Con la cabeza fuera del agua, mira hacia delante y da la patada con la mano/brazo de trabajo, centrándose en coger y sentir el agua. De vez en cuando, estudia tu mano y tu antebrazo mientras entran en el agua para asegurarte de que se abren camino hasta el papel del codo excesivo. A medida que se da la brazada, sentir el camino hacia el agarre a través de arquear el brazo superior tres o 4 pulgadas hacia afuera mientras se dirige la mano / antebrazo gradualmente hacia abajo, todo esto tomando el área en la parte delantera de la cabeza junto a la tabla de patada. El tamaño no es un movimiento brusco y picado. Una experiencia robusta y reflexiva para el agua debe acompañar la mecánica del tirón en todo momento.

Press-outs

Coloque los brazos en la cubierta de la piscina apenas más anchos que el ancho de los hombros, con el cuerpo a la altura del pecho dentro del agua. Evitando que tus piernas se salgan de la parte más baja de la piscina, utiliza únicamente la energía de tu cuerpo superior y presiona hasta alcanzar la posición de brazos directos. Tenga en cuenta que, al iniciar el press-out, sus antebrazos deben estar paralelos al nivel del agua o de la cubierta, con los codos apuntando hacia atrás, de manera que se involucren los tejidos musculares que rodean la escápula. Muchas personas erróneamente factorizan sus codos hacia arriba, con el antebrazo perpendicular al suelo de la cubierta, mientras presionan hacia fuera, lo que pone una presión poco saludable en la articulación del hombro y no tiene interacción con los músculos que rodean la escápula. Después de urgir a una posición inmediata del brazo, disminuya el marco de nuevo en el agua, el pecho de profundidad, para el siguiente press-out.

Técnica de entubado

Fijar la posición del codo excesivo: Coloque los dedos entre el protector de plástico y la correa de nylon. Enrolle la correa alrededor de las palmas de las manos de manera que pueda mantener los brazos planos y abiertos, con las manos estiradas; sin ahuecar la mano. Levante el brazo superior a la altura del hombro y el arco de tres a cuatro pulgadas más ancho que el lado lateral de la línea del marco a papel ligeramente más ancho que la anchura del hombro. Girar/torcer el brazo superior ligeramente para que los factores de codo hacia arriba. Extienda hacia adelante logrando con los músculos que se unen a la escápula. Mantenga la muñeca directamente y al ras con el antebrazo, y doble el codo para dirigir el antebrazo y las palmas hacia abajo.

Tirar de la parte inferior de la espalda: Presiona hacia atrás con el antebrazo y la mano, los dedos apuntando hacia el suelo simulando la frase de captura del codo excesivo. Cuando la mano/antebrazo pasa por debajo de la cabeza, comienza la sección diagonal. Apriete la parte superior del brazo más cerca de la axila, como si estuviera apretando un globo. A medida que el brazo superior se aprieta, inclina la mano/el antebrazo de 3 a 5 rangos hacia adentro para dirigirlo por debajo de tu cuerpo. Tu codo permanece apuntando hacia fuera, junto con tu brazo superior al aire libre la franja posterior del cuerpo. Una vez que la mano pase por debajo del ombligo, la sección final requiere que se lance de tres a cinco grados hacia fuera para dirigir la mano en dirección a la cadera. Endereza el codo/brazo al terminar, pero no lo bloquees.

Recuperación: Después de terminar el tirón, vuelve la mano/el antebrazo a la posición inicial a través de un recorrido bajo. No simules el segmento de recuperación sobre el agua de la brazada de estilo libre, ya que la tensión del tubo puede rebotar adicionalmente con demasiada fuerza y provocar daños en tu hombro.

Ejercicio de tríceps:

Este ejercicio, que es un movimiento apretado y rápido, entrena una mayor energía del brazo y el segmento final de la brazada de estilo libre.

Para realizar el ejercicio, doble la cintura al igual que hará los tirones completos en el tubo. Comienza con las manos justo delante del borde exterior de las caderas, junto a la parte superior del muslo, con las puntas de los dedos y los antebrazos apuntando verticalmente hacia el suelo. Los codos deben tener una flexión de 90 grados. Sus dedos superiores deben estar contra los perímetros de su cuerpo, y siguen siendo fuertes en esta posición durante todo el ejercicio; esto requiere un poder de estabilidad excepcional en los hombros y el medio, y para muchos seres humanos que es la parte más difícil del ejercicio.

Elementos no tan importantes para nadar rápido

Hay declaraciones formidables de que la mecánica de tracción y el sentido del agua es el factor crítico en nuestro deporte. De las 10 cosas en las que hay que trabajar desde el punto de vista de la técnica, las dos primeras tienen más efecto que cualquier otra cosa en lo que respecta a que un nadador alcance su plena capacidad.

Pero, ¿qué ocurre con el otro ochenta por ciento de los factores de aproximación dentro de la brazada de estilo libre, qué está involucrado en ellos, y cuánto deberíamos concienciarnos sobre ellos? En primer lugar, vamos a nombrarlos.

A continuación se presenta el modelo 80/20 de Pareto en la natación:

- Los elementos vitales: El 20 por ciento que tiene un impacto del ochenta por ciento

- Mecánica del tirón
- Sentirse
- Los elementos no vitales: El ochenta por ciento que tiene un 20 por ciento de impacto
- Recuperación en el agua
- Entrada
- Extensión
- Equilibrio de la línea del eje
- Tiempo de la carrera
- Pateando
- Respiración
- Papel de la cabeza y del cuerpo

Los elementos no vitales se clasifican como tales por una o más de las siguientes razones:

Ahora no tienen un impacto en el rendimiento general que tiene el tirón.

No se pueden realizar correctamente con una mecánica de tirón negativo. En otras palabras, el tirón es un requisito previo.

Son más sencillas de investigar que el tirón y, en consecuencia, ya no requieren mucha atención.

Sin embargo, no hay que pensar que los factores no vitales pueden ser ignorados. Tienen un impacto en el rendimiento y, por lo tanto, requieren atención. Mi intención al calificarlos como no vitales es enfatizar que no hay que renunciar a centrarse en los elementos vitales más difíciles mientras se fijan en otras partes del golpe. Estos componentes deben entenderse y abordarse en cantidades adecuadas en la enseñanza.

El principio de natación de Pareto

El Principio de Pareto (también conocido como la regla del ochenta y veinte, la regulación de los pocos vitales y el principio de la escasez de factores) establece que, para muchas actividades, más o menos el 80% de los resultados provienen del 20% de las causas. En One with the Water invertimos esa regla y la aplicamos a todas las numerosas rutinas de entrenamiento y lecciones.

Se trata de un proceso de dos pasos. El primer paso es la planificación; el segundo, la ejecución.

PLANIFICACIÓN

Una de las cosas notables acerca de la Regla 80/20 es que es matemática, lo que hace que hacer planes sea increíblemente fácil. Todo lo que necesitas hacer es crear un programa en el que alrededor del ochenta por ciento de su tiempo de escolarización semanal total (ya no la distancia) en cada área se gasta en baja profundidad.

Por supuesto, para ello primero hay que reconocer lo que implican para ti la profundidad baja, leve y excesiva. Como se citó anteriormente, el límite entre la profundidad baja y leve es el primer umbral ventilatorio, que cae alrededor del 77 por ciento de la frecuencia cardíaca máxima en el triatleta regularmente entrenado. ¿Por qué este umbral y no el conocido umbral de lactato, que es algo más alto? Porque la investigación realizada por Stephen Seiler y otros indica que la educación ligeramente por encima del umbral ventilatorio es ampliamente más preocupante para la máquina preocupada que la educación ligeramente por debajo de ella, incluso cuando la profundidad se mantiene por debajo del umbral de lactato. El límite entre la profundidad moderada y alta es el segundo umbral ventilatorio, o el factor de reembolso de la respiración, que cae alrededor del 92 por ciento de la mayoría de la frecuencia cardíaca coronaria dentro del triatleta tradicionalmente educado.

Mi cómplice de Eighty/20 Training, David Warden, ha creado una calculadora en línea que facilita la determinación de las zonas de entrenamiento del carácter en la natación, el ciclismo y la carrera. Utilizamos un esquema de 5 cuartos en el que las zonas 1 y un par son de baja intensidad, la zona 3 es de intensidad moderada, y las zonas 4 y cinco son de profundidad excesiva.

Tenga en cuenta que es muy importante seguir la regla del 80/20 mientras esté persiguiendo activamente la mayoría de las carreras, lo que tiene que dejar de hacer en algún momento del año. Durante la temporada baja y los primeros entrenamientos de base, es bueno hacer algo menos del 20 por ciento de su entrenamiento a intensidades leves y altas. Esto le permitirá construir suavemente su salud a un grado en el que está equipado para intercambiar a 80/20 de formación para el impulso final hacia la competencia.

INTERVALOS DE ALTA INTENSIDAD

Tenga en cuenta, además, que en las rutinas de entrenamiento de intervalo de intensidad excesiva, todo el bloque de lenguaje c, incluyendo las recuperaciones activas, debe contar número como el tiempo pasado a alta profundidad. Esto se debe a que al hacerlo mayor como se debe mostrar en el que su ritmo cardíaco sin duda es en el transcurso de la sesión. Por ejemplo, suponga que hace un programa de ciclismo c conjunto de periodos junto con ocho x 1 minuto a alta intensidad con recuperaciones de 2 minutos a baja profundidad entre periodos. En este caso, su ritmo cardíaco pasará cerca de 24 minutos en el rango de alta profundidad, a pesar de que lo más simple es producir salidas de energía de alta intensidad durante 8 minutos.

NATACIÓN

Los ejercicios de natación suelen ser deliberados en la distancia. Cuando planifiques tu entrenamiento de natación según la regla del ochenta y veinte, ten en cuenta que puedes cubrir distancias idénticas en mucho menos tiempo con intensidades más altas que con intensidades más bajas. Si te propones cubrir alrededor del 75 por ciento de tu distancia semanal de natación a baja profundidad, acabarás gastando alrededor del 80 por ciento de tu tiempo semanal de natación a baja intensidad.

Ejecución

Planificar la enseñanza mediante la regla 80/20 es un aspecto. Hacer realmente sus kilómetros cada uno es otro. En un escenario realista, ponerse en consonancia con esta regla exige reducir un poco la velocidad en los entrenamientos que pueden estar destinados a ser alcanzados a baja profundidad. La mayoría de los triatletas de ocio, inconscientemente, se auto-eligen velocidades de natación, bicicleta y carrera que pueden estar apenas por encima del umbral ventilatorio en las sesiones de acondicionamiento aeróbico fundamental. En otras palabras, mientras los atletas piensan que están a baja profundidad, en realidad están a una intensidad leve, un fenómeno que yo llamo "ceguera de profundidad".

Superar la ceguera a la profundidad requiere un seguimiento regular de las métricas de intensidad aplicables, junto con el precio del corazón, el ritmo y la fuerza, y la voluntad de ir un poco más lento de lo que su marco desea. Esta transición resulta sorprendentemente difícil para muchos atletas, que encuentran difícil escapar de la inercia de la adicción y/o difícil de creer que reducir la velocidad realmente les beneficiará.

Se necesita sujeto y moderación para terminar esta transición, sin embargo las personas que lo hacen son constantemente bien recompensados. En primer lugar, usted puede notar que usted simplemente se siente más amortiguado en sus entrenamientos de baja profundidad y, posiblemente, disfrutar de ellos mayor como resultado final. Entonces usted puede descubrir que usted se siente más rápido a sus entrenamientos más difíciles y llevar a cabo más alto en ellos. A continuación, experimentará un desarrollo acelerado de la salud. Y, finalmente, lograrás un avance en el rendimiento general en tu siguiente carrera. Para entonces, usted puede ser absolutamente vendido y para siempre adicto a la educación ochenta/20.

Capítulo 4

Clases de natación

Cómo nadar de espaldas

Aprender a nadar de espaldas es algo que puedes educar tú mismo. Sigue estos pasos para descubrir la forma de nadar a espalda.

Posición del cuerpo en la espalda

El papel del cuerpo en la espalda es paralelo a la superficie del agua; la posición de tu cabeza puede controlar lo que ocurre. Piensa en una línea recta desde la cúspide de tu cabeza, bajando por la columna vertebral, y haz que esa línea sea paralela a la superficie del agua. Tu nariz debe apuntar hacia el cielo/techo. Tus hombros deben estar enrollados hacia delante, haciendo que tu espalda esté ligeramente curvada, como la proa de un barco.

Empieza esto poniéndote de espaldas y empujando desde una pared, ponte en el papel paralelo y pon los dedos en los muslos, los brazos al instante; gira los hombros hacia arriba y hacia dentro a través del pecho, mantén la cabeza hacia atrás, la nariz hacia arriba, con el agua a la altura de las orejas. Sigue practicando el paso a esa posición desde el empuje de una pared hasta que te sientas amortiguado.

La patada de espalda

El elemento que hay que recordar para la patada de espalda es hacer un número de burbujas; hacer hervir el agua con la ayuda de los pies. Patea con las piernas de forma especialmente inmediata, patea más desde las caderas, afloja los tobillos y ve, pasa, cruza. Si tus rodillas salen del agua, estás dejando que se doblen en exceso.

Empuja la pared, ponte en posición paralela, con los brazos por las piernas, y encorva los hombros hacia dentro, y empieza a patear. Y patada. Y patada. Recuerda mantener la música de donde estás en la piscina, no te golpees la cabeza con la pared.

03

de 07

Patada de espalda y balanceo del cuerpo

Una vez que estés correcto en la patada mientras estás acostado a tu regreso dentro de la función paralela, comienza a agregar algunas rotaciones del cuerpo. Mientras estás pateando, levanta un hombro fuera del agua, deja que el otro hombro caiga debajo del agua - mantén tu línea paralela - conserva la cabeza echada hacia atrás, la nariz apuntando hacia arriba - mantén el pateo - luego cambia los hombros.

Patea con un hombro hacia arriba durante 3-10 patadas, luego cambia al otro hombro hacia arriba. Repite. Repite. Repite.

Esperamos que veas la muestra aquí. Trabaja en cada talento de natación hasta que te sientas cómodo, y luego pasa al siguiente. Si circulas directamente al talento siguiente y luego sientes que pierdes los detalles de la habilidad anterior, no hay problema. Retrocede unos pasos y comienza de nuevo.

04

de 07

Respiración

Hmmmmm. Tu cara está fuera del agua en todo momento. ¿Cuándo respiras mientras nadas de espaldas? Más o menos cada vez que quieras. Una pauta normal es inspirar mientras un brazo está en el aire y soplar cuando el brazo contrario está en el aire.

05

de 07

Más patadas y balanceo del cuerpo

Ahora cambia el rol de los brazos mientras das la patada. Mantenga un brazo en su faceta, posicionado el opuesto hacia arriba, apuntando hacia donde va. Si usted ha sido el estado hacia arriba, sería realmente como si usted ha sido la preservación de la mano hacia arriba para invitar a una pregunta. El hombro de ese brazo debe girar hacia abajo un trozo - el bíceps está simplemente debajo de su oreja. El otro hombro (unido al brazo por medio de tu costado), debe estar arriba, fuera del agua, casi tocando tu barbilla. Recuerda mantener la cabeza quieta y la nariz apuntando hacia arriba.

Patada, patada, patada. Esto es como el ejercicio de estilo libre 10/10, más simple al revés.

Cambia de mano con la ayuda de mover el brazo usando tu faceta hacia arriba, en un enorme arco iris a través del aire, e intercambia lugares con el brazo que se volvió hacia arriba - ese brazo baja por tu faceta por medio del movimiento bajo el agua en un gran arco.

06

de 07

Los brazos - Tirando en la espalda

El tirón simple es un brazo recto que sale del agua primero el pulgar y entra en el agua primero el meñique. Este no es el mejor tirón de espalda, ahora no como el que se puede ver en los Juegos Olímpicos, pero es la forma más fácil de analizarlo.

Mientras fluyes los dedos (tiras), mantienes continuamente cada brazo opuesto al brazo contrario. Si un brazo entra en el agua (primero el meñique) el otro brazo sale del agua (primero el pulgar).

Cuando un brazo está en el aire, su hombro tiene que ser el que está arriba y fuera del agua. El hombro del brazo que está dentro del agua debe ser el que está abajo, dentro del agua. Sus hombros (y su cuadro) giran por encima y por debajo del agua, junto con su línea paralela, con sus brazos. Recuerda que debes mantener la cabeza sin moverte y las fosas nasales apuntando hacia arriba. ¡¡¡¡Y patada!!!!

07

de 07

Nadar de espaldas

Mantén la patada, mantén los dedos y respira. La cabeza quieta, la fosa nasal arriba, los hombros subiendo con los brazos conectados. Estás nadando de espaldas. Enhorabuena. Intenta hacer un poco de natación de espalda durante tu siguiente ejercicio de natación.

Arrastre frontal

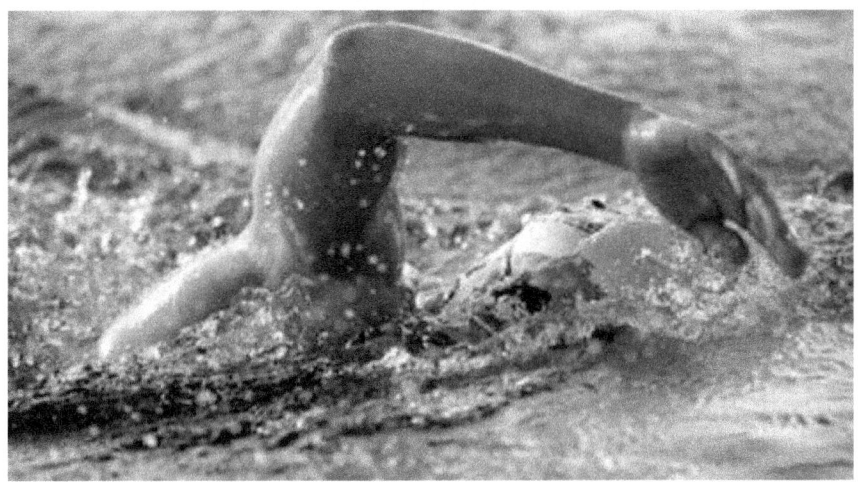

Mejorar el enfoque del gateo frontal

Para asegurarte de que estás exprimiendo al máximo tu tiempo dentro de la piscina, aquí tienes algunos consejos avanzados para mejorar tu método de crawl frontal.

En el agua

- Al mejorar el enfoque de Front Crawl, el objetivo es mantener la posición de la estructura lo más plana posible en el agua, con una ligera inclinación hacia las caderas para preservar la patada de la pierna bajo el agua.

- Trata de mantener el estómago plano y el grado para guiar la parte inferior de la espalda.

- Con los ojos mirando al frente y hacia abajo, su cabeza debe ser consistente con el marco y el grado de agua debe llegar entre las cejas y la línea del cabello.

- Intenta mantener la cabeza y la columna vertebral tan relajadas como sea posible. En su lugar, gira las caderas y los hombros para generar impulso en el agua. La cabeza debe formar parte de la rotación cuando necesites respirar.

- Tu hombro tiene que salir del agua al mismo tiempo que tu brazo sale, mientras el otro inicia la sección de propulsión bajo el agua.

- Las caderas ya no deben rotar tanto como los hombros.

Más vídeos de consejos y técnicas

Para obtener más directrices y películas sobre cómo mejorar tu método de crawl frontal, dirígete a nuestro sitio web para miembros de Swim England.

Movimiento del brazo

- Mantén el codo ligeramente flexionado mientras logras que la mano se sitúe delante de tu cuerpo para entrar en el agua.

- La entrada debe ser entre la línea central del pináculo y la línea de los hombros y la mano debe dirigirse con la palma hacia abajo y hacia afuera para que el pulgar entre primero en el agua.

- No empieces a tirar hacia atrás tan pronto como tu mano esté dentro del agua - debes darte espacio para llegar por delante debajo del agua antes de empezar a llevar tu mano de vuelta al cuerpo.

- Tras entrar en el agua, el brazo debe realizar un movimiento de tres barridos.

- Con el codo apenas doblado, haz un barrido hacia delante, luego vuelve a acercarte al centro del cuerpo y después a los muslos, imitando la forma de un reloj de arena.

- Maximiza el rendimiento de tu brazada completando toda la acción del brazo y dejando de sacar el brazo del agua antes de que llegue a la pierna.

Pateando

- Las piernas deben estar casi juntas con los tobillos relajados y en un movimiento continuo.

- No es necesario realizar enormes bajadas y subidas: un movimiento regular y pequeño está bien. Mientras que el esfuerzo máximo tiene que ser en los dedos de los pies, tenga en cuenta para transportar las piernas enteras.

- Intenta mantener las piernas lo más rectas posible. Debe haber una ligera flexión de las rodillas entre la parada del tiempo de subida y el inicio del tiempo de bajada, pero normalmente cuanto más rectas estén las piernas, más verde y potente será la patada.

- Cuantas más patadas se den al ritmo del ciclo, más energía se utilizará. Los nadadores de velocidad suelen utilizar seis u ocho patadas para un ciclo, pero alguien que nade una distancia más larga debería utilizar menos patadas, más declaradas.

Respiración

- Intenta mantener el giro de la cabeza tan suave como sea posible mientras respiras. Tu cuello tiene que permanecer limpio junto con tu cabeza y columna vertebral uniéndose a la rotación de los hombros.

- Uno de los lados de la cara debe permanecer en el agua y es posible que también tenga que estirar la boca hacia un aspecto para conservarla despejada.

- Intenta no levantar la cabeza en exceso fuera del agua: cuanto más levante la cabeza, más se hundirán los pies y las piernas dentro del agua.

- Después de una inhalación brusca, gire la cara rápida y suavemente hacia el agua al ritmo de la rotación de los hombros.

- La exhalación tiene lugar dentro del agua mientras la cabeza vuelve a estar en función neutra y puede ser gradual o explosiva.

- La regularidad de la respiración no está siempre fijada en piedra - es mejor también sin duda inhalar cuando es esencial.

Un método estándar es respirar cada tres brazadas, alternando el lado en el que gira el pináculo y manteniendo el equilibrio durante la brazada.

Girando

- Al acercarse a la pared, los dos últimos golpes de brazo deben anticiparse junto con las manos utilizando los muslos.

- Lleva tu estructura a un rol de tuck por medio de la flexión de las caderas y las rodillas. Gira a través del eje horizontal en una voltereta, lanza las piernas por encima de las caderas hacia la pared y abre las rodillas mientras plantas los dedos de los pies en el cese de la pared.

- Endereza con fuerza las piernas para transferir el impulso lejos de la orilla de la piscina.

- Empuja las manos en la parte delantera de la cabeza, apretando las orejas, con los dedos uno encima de otro y gira hacia atrás en la parte delantera mientras avanzas.

- Paralelamente a la superficie del agua, utiliza una patada alternada o de delfín bajo el agua cuando el impulso de la salida se ralentiza.

- A continuación, inicie el movimiento del brazo junto con el primer brazo comenzando mientras el marco está todavía ligeramente sumergido - esto ayudará a arruinar su cabeza a la superficie.

Braza

La braza también se conoce como la brazada "de la rana" entre los jóvenes que están aprendiendo a nadar porque suena más entrañable. El movimiento también se parece al de una rana nadando en el agua, de ahí el uso de este término. Es el estilo recreativo más popular porque es muy sólido y no requiere mucho esfuerzo si se aplica una buena técnica.

Puede ser una brazada complicada de entender, pero una vez que se manipula para coordinarla bien, es capaz de convertirse en una forma de nadar completamente lúdica. Aquí tienes 5 pasos para asegurarte de que dominas la braza.

Paso 1: Papel del cuerpo

Mantenga su marco plano y túmbese boca abajo en el agua junto con su marco mantenido en consonancia con el suelo del agua.

Paso 2: Movimiento del brazo

El movimiento del brazo consta de tres pasos: coger, tirar y recuperar. Una forma divertida de examinar esto es suponer que se coge un bol importante de helado (Coger), se empuja en dirección a la boca para comer (Tirar) y se vuelve a hacer (Recuperar).

1. Atrapar - Con los dedos extendidos y las manos tratando hacia abajo, presionar hacia abajo y hacia afuera al mismo tiempo.

2. Tirar - Con los codos mejorados por encima de las palmas, tirar fuerte hacia el pecho. El tirón tiene que tener un movimiento de aceleración de la mano presionando de nuevo y hacia abajo a través de la palma y los antebrazos.

3. Recuperación - Junta cada brazo en una oración como el estilo frente a tu pecho y empuja hacia fuera hasta que los dedos estén rectos de nuevo. Esta posición permite disminuir el arrastre mientras se empuja hacia el agua.

Paso 3: Técnica de respiración

Levanta la cabeza y el cuello por encima del agua al finalizar el movimiento de tracción para respirar. En la sección de recuperación, exhale las burbujas dentro del agua incluso mientras sus manos son empujadas hacia adelante. Recuerda aplicar la función de rezar y una estrategia respiratoria adecuada.

Paso 4: Acción de la pierna

Empezando con las piernas estiradas, dobla las rodillas para acercar el talón a la espalda y haz un movimiento circular hacia fuera con los pies hasta que vuelvan al papel inicial. Cuando las rodillas estén dobladas, los dedos de los pies deben estar por debajo de la superficie del agua y a la anchura de los hombros.

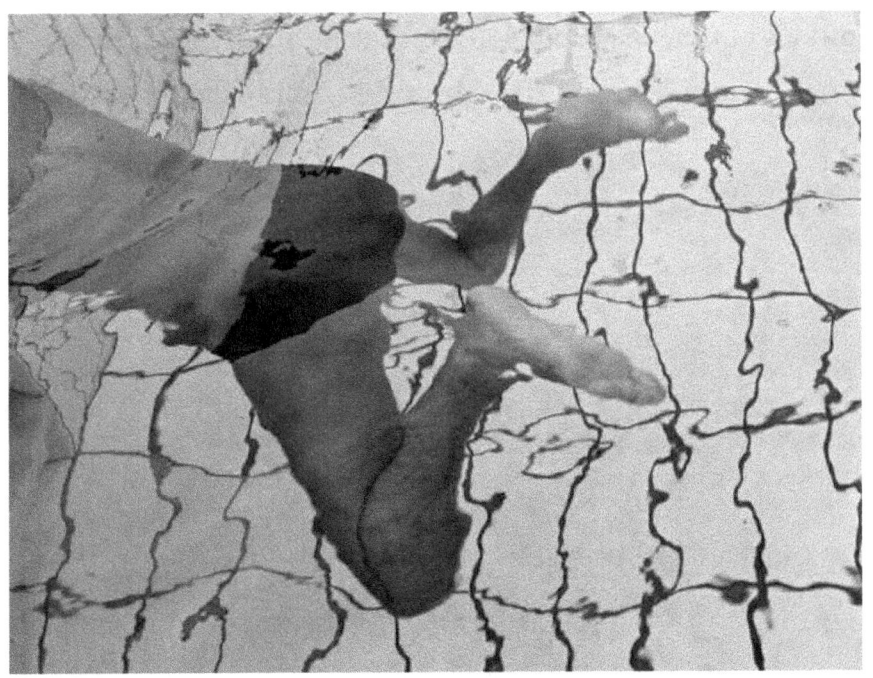

Un factor crucial que hay que recordar es mantener los pies en posición dorsiflexionada (pie plano) mientras se realiza la patada de braza para conseguir un mayor empuje.

Paso 5: Aprender a deslizarse

Después de ejecutar la patada de braza, tu estructura debe estar en un papel aerodinámico junto con tus piernas y brazos estirados. Permanezca en esta función durante uno o dos segundos porque la propulsión hacia delante por medio de las piernas tiene que permitirle "deslizarse" hacia delante.

Mariposa

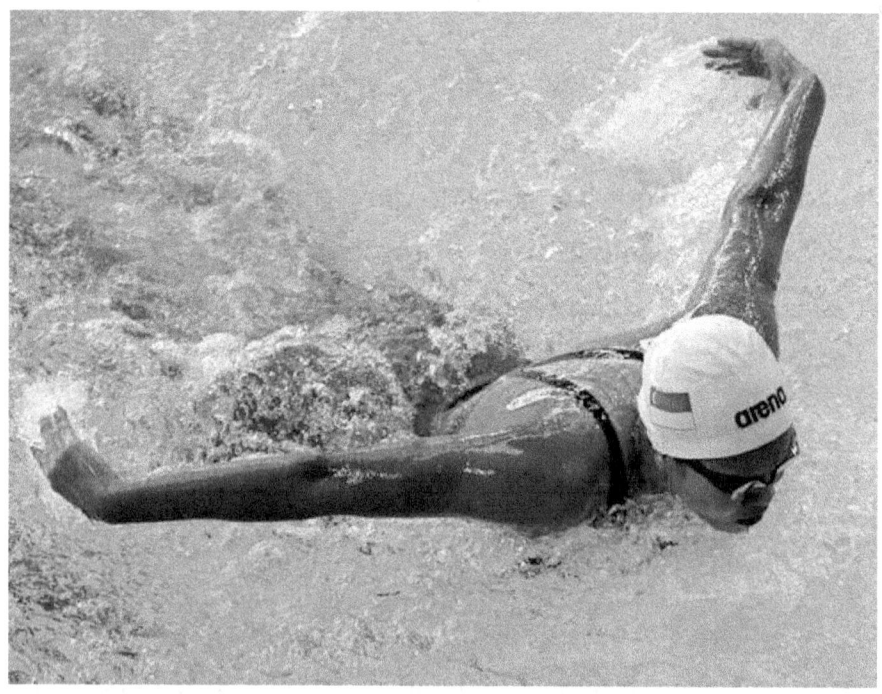

La brazada de mariposa es una de las brazadas de natación más duras porque requiere una técnica particular además de un excelente ritmo. Podría decirse que es la brazada más atractiva estéticamente, un equilibrio entre energía y gracia.

La "mosca", como la llaman cariñosamente los nadadores, requiere patadas de delfín seguidas de un movimiento simultáneo de los brazos. Es extraordinariamente valioso nadar la "mosca" por lo que aquí hay cinco pasos limpios que le enseñan una manera de captar este enfoque.

Paso 1: Posición del cuerpo

Mantenga su cuerpo plano y acuéstese en el agua junto con su cuerpo en consonancia con el suelo del agua.

Paso 2: Movimiento del brazo

Al igual que en el crawl frontal, hay 3 pasos dentro del movimiento de los brazos: la captura, el tirón y la recuperación.

- Atrapar - Con las palmas de las manos directamente hacia fuera, a la anchura de los hombros y con los dedos atravesados hacia abajo, presionar hacia abajo y hacia fuera al mismo tiempo con cada palma.

- Tirar - Tirar de las manos hacia la estructura en un movimiento semicircular con los brazos hacia fuera, manteniendo los codos mejor que los brazos.

- Recuperación - Una vez que cada brazo llega a la parte superior de los muslos en la parte superior del tirón, barrer cada palma de la mano hacia fuera y sobre el agua al mismo tiempo y lanzarlos hacia adelante en el papel de inicio. Asegúrese de que sus dedos están pasando hacia fuera para que sus pulgares entren en el agua primero.

Papel del cuerpo al nadar la mariposa (crédito de la imagen del documento: Wong ChekPoh/SportSG)

Tercer paso: Técnica de respiración

La respiración puede ser difícil porque tiene que ser cronometrada y completada rápidamente. El momento correcto para tomar una respiración es durante el comienzo de la sección de restauración, mientras que los brazos están simplemente empezando a salir del agua. Levante la barbilla por encima del agua al mismo tiempo que busca directamente asegurándose de no girar hacia el lado.

Paso 4: Acción de la pierna

La mejor manera de examinar la acción de las piernas de la mariposa es suponer que eres un delfín o una sirena con una cola. Con las dos piernas juntas y los dedos de los pies en punta, patea hacia abajo al mismo tiempo.

- La primera patada es una pequeña para equilibrar la función de su marco después de que sus dedos entren en el agua

- La segunda patada es una patada enorme, ejecutada en el curso de la fase de recuperación cuando tus dedos están sobre el agua. La patada masiva es para mantener para impulsar su marco hacia adelante como el impulso se pierde a través de la recuperación.

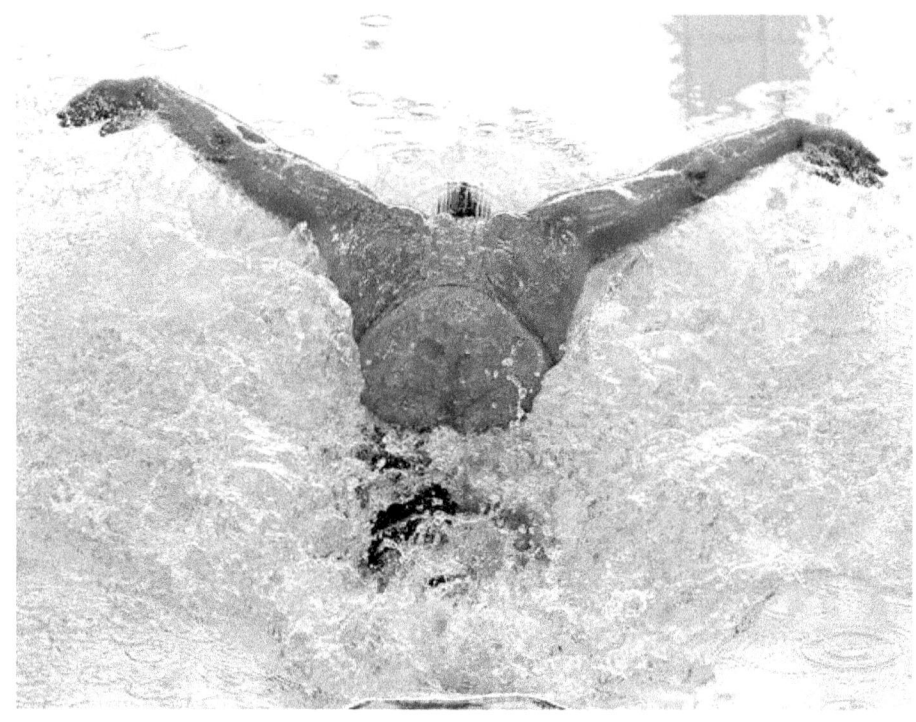

Paso 5: Mueve tu cuerpo en forma de ola

Sé uno con la ola. Todo tu cuerpo debe tener una forma de S ondulante mientras nadas. Al igual que en la danza, deja que tus instintos se hagan cargo y sigue la deriva del movimiento. Si manipulas para fijar tu ritmo y sincronizar los movimientos de ambos cuerpos junto con tus extremidades, tus brazadas pueden ser más eficientes y menos cansadas.

Notas sobre la coordinación

- Usa patadas de delfín a cada ciclo de brazo

- La primera patada se produce cuando tus manos comienzan la fase de atrapamiento

- La segunda patada se produce en la parada del segmento de tracción

- Barbilla abajo después de la respiración

Consejos útiles

- Patear desde las caderas en lugar de simplemente desde las piernas

- Utiliza la fuerza del tirón para salir del agua y respirar

Buceo

Los diez mandamientos para una inmersión correcta - ¡Cualquiera puede hacerlo!

Muchos sueñan con conocer la forma de zambullirse en una piscina de forma elegante y correcta. Un método de zambullida correcto para entrar en el agua y dar impulso a la natación que sigue, cualquier persona sin miedo al agua podría hacer la zambullida y no hay necesidad de ser nadadores expertos. En este texto enumeramos las escaleras para una inmersión correcta con razones sencillas que todas las personas pueden llevar a cabo.

En primer lugar, es importante recordar que el objetivo de una inmersión es evitar daños en el cuello y en la zona lumbar y no aterrizar en el abdomen. Además, queremos evitar golpear el fondo de la piscina o que se nos caigan las gafas. Para evitar que estas cosas ocurran, la nación inicial y básica de una inmersión es el estiramiento de la mano en forma de flecha: la cabeza está debajo de las manos, el dorso de la mano derecha toca la palma de la mano izquierda (o viceversa) y el pulgar de la mano izquierda cubre la mano derecha.

Los diez eventos deportivos para bucear con eficacia

10 pasos para investigar una zambullida de natación y defender el cuello y el descenso de nuevo en el método de natación WEST

Cada entrenamiento debe llevarse a cabo 3 veces y después de caer o saltar al agua se anima a nadar 50-cien metros en estilo libre para lanzar el cuello y el marco y retener a los juegos físicos posteriores.

1. Buceo en una piscina pasos 1-Sentado a través de la piscina, los dedos del pie en la pared, cayendo en el agua.

Coloca los pies en la pared, las nalgas en el aspecto de la piscina y las manos elevadas por encima de la cabeza en forma de flecha. Pasa lentamente los brazos en posición de flecha, desde su función por encima de la cabeza, hacia el agua. Sólo cuando la flecha toque el agua y el esternón llegue al lugar de la rodilla, endereza los pies y vive la flecha en el agua durante 3 a 5 segundos.

Función sentada, dedos de los pies al borde de la piscina, nalgas hacia los talones y caída en el agua en posición de flecha.

Siéntate en el borde de la piscina con los pies apoyados en el borde y los pies conservando el umbral de la piscina y tocando ligeramente el agua. Los glúteos entran en contacto con los talones o se doblan hasta el umbral de su potencial con la salida de la tensión en la espalda o las rodillas. El equilibrio es un poco difícil en este ejercicio, por lo que antes de saltar al agua es muy útil para estabilizar el robo (para los niños la postura es muy limpia). Haz una flecha con los dedos y acércalos lentamente al agua. Cuando los brazos toquen el agua, endereza las piernas.

3. Zambullida en una piscina paso 3- De pie en una actitud de 90 grados, las manos en una flecha y cayendo en el agua (muy parecido a agacharse).

En este ejercicio haga lo mismo que en el Ejercicio 2, pero la perspectiva entre las rodillas y los glúteos puede ser de 90 rangos. Por lo general, este paso es menos complicado en cuanto a la flexibilidad de las rodillas. Es crucial tener en cuenta que mientras se dirigen los dedos hacia el agua y se pierde la estabilidad, no hay que elevar la cabeza por encima de los dedos, sino mantenerse dentro del papel de flecha para no caer en el estómago.

cuatro. Buceo en una piscina paso cuatro-Los brazos en forma de flecha se dirigen a una actitud 45-diploma más cerca del agua, y la actitud entre la cadera y la rodilla puede ser más de 90 rangos.

El ejercicio se realiza como el rango de entrenamiento 3, sin embargo en este ejercicio el cuerpo se dirige más cerca del agua. La flecha se dirigirá hacia el fondo de la piscina, a un metro de distancia de la pared. El espacio parece demasiado cercano y, en consecuencia, los seres humanos tienden a elevar los dedos hacia arriba. Como resultado, caen en el vientre en lugar de penetrar en el agua de una manera elegante.

5. Buceo en una piscina paso 5-Después del salto, tan pronto como se pierde el equilibrio - las piernas se enderezan.

Repite el ejercicio 4, pero esta vez no debes mirar hacia delante para que las palmas toquen el agua para enderezar las piernas. En este ejercicio, al igual que en el anterior, la actitud de práctica para el salto puede ser de ciento veinte niveles entre las rodillas y el muslo, la flecha se dirige en dirección a la parte trasera de la piscina a un metro de la pared. Cuando empiece a perder el equilibrio, salte suavemente y estire su cuerpo dentro del agua durante tres-cinco segundos, al igual que en los ejercicios anteriores.

6. Buceo en una piscina paso 6- Saltar sin caer - dedos en una flecha, la actitud entre la rodilla y el muslo es de unos ciento veinte grados.

En este ejercicio, ya no esperas a perder el equilibrio sino que saltas cuando tu marco está preparado. El énfasis es no saltar demasiado fuerte y ya no abrir la flecha debido al susto que el agua se acerca rápidamente.

7. Clavado en una piscina paso 7- De pie con las piernas abiertas a 25 centímetros, con los pies al borde de la piscina - en la llamada "Salto", enderezar las manos en una flecha y saltar al agua.

Para este ejercicio necesitas un amigo, un socorrista o alguien que sea redondo. En el nivel de práctica crear un cushty desplegar, esto es, encontrar su postura adecuada sin causar presión dentro de la disminución de nuevo o el cuello. En el ejercicio, se cierran los ojos, se presta atención a entrar en el agua, y se informa a la persona alternativa para comenzar con una llamada de "salto". Como resultado de la finalización de nuestros ojos, los sentidos se agudizan y podemos conseguir una inmersión más correcta. Además, practicamos la electricidad de salida para las inmersiones con vistas a venir más tarde en nuestro conocimiento. Abrir los ojos sólo en cuanto las palmas de las manos entren en el agua.

ocho. Buceo en una piscina pasos de ocho- Buceo en un anillo a una distancia de 1 y medio de metros a 2 metros del agua.

Uno de los asuntos cruciales aproximadamente el buceo es saber una manera de ajustar la distancia de la inmersión después de que, además, la dirección de la entrada al agua al mismo tiempo que se estira los dedos hacia arriba. Bucear en un aro exige controlar el papel exacto en el que aterrizas dentro del agua y te enseña la forma de estirar las palmas hacia arriba justo después de entrar en el agua para no chocar con el fondo.

9. Buceo en una piscina paso 9-Buceo en un movimiento de delfín y continuar nadando con 3 brazadas.

Póngase de pie como en el ejercicio nº 7, donde los dedos de los pies están en el umbral de la piscina, la estructura está apenas doblada, y flexione ligeramente las piernas hasta la proximidad que le permita su flexibilidad. Las manos se sitúan en el borde de la piscina y la cabeza hacia abajo. En la llamada "remontar", las palmas de las manos dan forma a la flecha y las piernas se enderezan porque el cuerpo entra en el agua. Una vez que el cuerpo está estirado en el agua, se realizan de 2 a 4 movimientos de delfín, se adelantan 30 cm de la línea de agua y se da la primera brazada. Después, se ejecutan tres brazadas de este tipo sin respirar. Durante todo el ejercicio de natación, mantenga la cabeza más cerca del suelo.

El objetivo de nadar después de la inmersión es mantener el impulso de la misma. Hay muchos nadadores que se adelantan a la inmersión antes de utilizar su impulso para la salida. Levantar la parte superior y la respiración mientras estamos en movimiento, motiva la detención del impulso.

10. Buceo en una piscina paso 10-Ejercicios cuatro-nueve de un bloque de salida.

La tendencia cuando se está en un trampolín es la de saltar lejos. En los primeros niveles de la inmersión, la fuerza del salto no es crítica, sino la penetración precisa en una perspectiva adecuada mientras se entra en el agua. Los nadadores que realizan todos los pasos anteriores también rebotarán sin esfuerzo desde el trampolín.

Por último, con la intención de enseñar y hacer un clavado preciso, exacto y rápido, no se sube a un trampolín alto. Si sientes que el salto es amortiguado y suave, prueba a zambullirte con una pierna por delante y otra por detrás, como hacen los corredores antes de una carrera.

Capítulo 5
Nutrición adecuada

La natación requiere grandes cantidades de fuerza, tanto si se trata de una práctica de nivel de élite como de un ejercicio de la institución de la edad. Debido a este alto gasto de fuerza, los nadadores quieren tomar las medidas adecuadas para completar los nutrientes extraviados.

Según la investigación de la coordinadora de bienestar Brigette Peterson sobre los nutrientes de las actividades deportivas, los nadadores agresivos pueden agotar hasta 5.000 energías en cuatro horas, dependiendo de la intensidad del entrenamiento. Por lo tanto, los nadadores pueden quemar alrededor del 40 por ciento de su electricidad diaria a lo largo de este tiempo. Debido a este maravilloso gasto de energía, los nutrientes adecuados son importantes para la reconstrucción y la recuperación.

Peterson dice: "La nutrición es la piedra angular del rendimiento general de cada atleta, pero específicamente de un nadador".

Mentalidades nutricionales perjudiciales

Dos mentalidades desfavorables habituales que tienen los nadadores con respecto a la comida se encuentran en los extremos opuestos del espectro.

La primera es: "Nado mucho cada día para poder devorar algo que quiero. Lo estoy operando una vez que nado". Aunque podría ser cierto que estás quemando muchas calorías, no estás repostando con los nutrientes importantes una buena manera de mantener tu salud y nadar rápidamente. Por no decir que comer mucho azúcar y otros alimentos procesados impedirá tu natación y te hará sentir gradual y lento.

La mentalidad diferente es: "He trabajado duro en el ejercicio de alta calidad, así que no necesito estropearlo comiendo una cantidad excesiva. No voy a consumir o consumiré mucho menos de lo que posiblemente deba". Usted no puede asumir su marco para que usted ponga el mayor esfuerzo en un ejercicio o una carrera si no tiene suficiente gas para hacerlo.

No importa la cantidad o la dificultad con la que nades o entrenes, no alcanzarás tu capacidad sin la nutrición adecuada.

¿Qué deben comer los nadadores?

Quizá se pregunte: "Entonces, ¿qué debo comer?".

Según la experta en salud y fitness Brue Baker, los nadadores que entrenan intensamente durante más de dos horas al día deben comer de 4 a 7 comidas suaves al día. Comer mucho o una cantidad excesiva en una sola sesión dejará al nadador con una sensación de letargo y podría inhibir su rendimiento (La importancia de la nutrición de un nadador). Además, debe incluir alimentos que sean fáciles de digerir.

Los hidratos de carbono deben constituir la mitad del régimen alimenticio de un nadador, ya que son la gasolina que necesitan los nadadores para superar ese duro entrenamiento o competición. Los carbohidratos se guardan como glucógeno dentro de la masa muscular y el hígado y son el combustible que nuestro cuerpo utiliza en algún momento de nuestro día - específicamente durante el ejercicio. Después del ejercicio, esa fuente de electricidad puede estar caminando bajo y podría querer ser reemplazada. Algunas fuentes excelentes de carbohidratos son el arroz, los cereales, la pasta, las patatas, las judías, los guisantes y las lentejas.

Las distintas partes de la comida de un nadador deben consistir en proteínas, grasas saludables (aceite de oliva, frutos secos, aguacates y semillas), verduras, frutas, cereales integrales, vitaminas y minerales.

Según la Academia de Nutrición y Dietética, se deben consumir entre 0,5 y 0,7 gramos de carbohidratos por cada kilo de peso. Para alguien que pesa ciento cincuenta libras, esto proporciona hasta aproximadamente setenta y cinco gramos. Esto debe ser acoplado con 20 a 40 gramos de proteína.

La proteína mantiene y reconstruye la masa muscular después de las tensiones de la educación de manera similar a evitar el dolor. Los bloques de construcción de las proteínas son los aminoácidos, que pueden ser los principales aditivos del crecimiento y la reparación muscular. Diana Goodwin, de AquaMobile, nos dice que las proteínas también apoyan y refuerzan el sistema inmunológico, además de saciar las molestas punzadas de hambre que afectan a los nadadores durante el ejercicio. Algunas fuentes de proteínas son las carnes magras, el pescado, los huevos y los lácteos bajos en grasa.

Los nadadores necesitan además beber agua con frecuencia para vivir hidratados, dando sorbos a sus botellas de agua en el transcurso del día para rellenar la pérdida de sudor (sí, es muy viable sudar en el agua). Muchos atletas no piensan en reponer los electrolitos y otros minerales que se pierden en el sudor, sobre todo el sodio y el potasio. Mientras que los atletas máximos consumen suficiente sodio en un plan de reducción de peso regular, usted podría espolvorear un poco de sal y glucosa a su bebida para la absorción y la reposición.

Peterson dice: "Una estructura bien alimentada dará lugar a un mayor rendimiento general durante el ejercicio y la competición. La nutrición lo es todo".

Qué comer el día antes de un encuentro

El día anterior a la competición, el nadador tiene que ingerir comidas que puedan ser excesivas en carbohidratos complejos y beber líquidos con regularidad.

Swim England Masters aconseja "consumir poco y con frecuencia -cada dos o cuatro horas- para mantener regulares los niveles de azúcar en sangre y dar gasolina a la masa muscular". Limítate a los ingredientes que conozcas y aléjate de las comidas copiosas. No comas en exceso: ¡te sentirás aletargado el día de la carrera!

Alimentos con carbohidratos complejos:

- Avena

- Arroz integral

- Patatas dulces o blancas con piel

- pan y pasta cien por cien de trigo

- Pomelo

- Manzanas

- Plátanos

- Arándanos

- Melón Cantalupo

Qué desayunar antes del entrenamiento o de la reunión

Incluso en el caso de que te sientas demasiado cansado o ansioso por consumir, quieres devorar -aunque sea sólo un poco-.

Comer el desayuno pone en marcha su metabolismo y permite que su marco se prepare para lo que está por venir, mientras que ayuda a maximizar el rendimiento y la escolarización.

Come algo suave y sin problemas de digestión, como cereales, avena, plátano, tostadas, fruta limpia o yogur. Si realmente no tienes apetito por la mañana, Sports Dietitians of Australia recomienda ingerir una comida líquida, que incluye tetra packs de leche o batidos.

Qué comer antes de un entrenamiento o reunión

El nadador debe consumir una comida rica en carbohidratos hasta cuatro horas antes de un entrenamiento o encuentro. La comida debe ser baja en fibra y grasas. Algunos ejemplos son los cereales integrales con leche, la fruta espumosa o los copos de avena con plátano o canela.

De una a dos horas antes, el nadador debe seguir con un tentempié suave junto con una fruta con gas o una barra deportiva.

Qué comer durante un encuentro

El nadador debe asegurarse de devorar y beber entre las actividades para disponer de recursos útiles en la recuperación y hacer retroceder la deshidratación.

Si el nadador tiene menos de una hora entre actividades, el tentempié debe ser suave y fácil de digerir. Sports Dietitians of Australia recomienda zumos, bolsas de yogur y pequeños trozos de fruta limpia.

Si el nadador dispone de un par o dos de horas entre las carreras, puede alimentarse con lo siguiente: pasta, sándwiches (pan integral o de trigo completo y carne natural) o sushi.

Lleva una nevera con comida para estar preparado para volver a repostar.

Aperitivos para comer entre carrera y carrera

Después de una carrera o un entrenamiento, el nadador desea comer lo antes posible para recuperarse. Los tentempiés tienen que consistir en carbohidratos complicados y proteínas, y no en azúcares fáciles o ingredientes ricos en grasas. Los alimentos como la ensalada de pasta, el sándwich normal, los plátanos, las uvas, las manzanas, los frutos secos (pasas, albaricoques, mango), las barritas de cereales, el yogur y los frutos secos sin sal son los mejores para ello.

Si no puedes tomar sólidos entre las carreras, recurre a un zumo diluido con una pizca de sal, a la leche con chocolate o a un batido.

Qué comer después de las reuniones y los entrenamientos

Los alimentos que se ingieren después de un entrenamiento o una competición deben incluir carbohidratos para la gasolina y proteínas para la recuperación muscular y el auge. El nadador tiene que beber además agua para vivir hidratado.

Carbohidratos: batidos de fruta, taza de fruta con yogur, fruta con gas o tostadas con mermelada (o mantequilla de cacahuete con plátanos).

Proteínas: pita de trigo completo y hummus, sándwich de carne blanca, leche con chocolate (proteína y calcio para reforzar los huesos y alimenta los aminoácidos dentro de la masa muscular), ensalada de atún, huevos, frutos secos, edamame, un batido con lácteos y tortillas o huevos fritos sobre tostadas.

En conclusión, posiblemente Baker resuma la calidad:

Nadadores - es hora de dejar de dejar sus vitaminas flotando en la piscina. Te aseguro que si sigues enseñando y poniendo en práctica las indicaciones de vitaminas para nadadores mencionadas anteriormente en tu régimen alimenticio, podrás nadar más rápido y durante más tiempo gracias a ello. No dé por sentado sus nutrientes para la natación, es simplemente tan crítico como sus horas dentro de la piscina.

Capítulo 6

Entrenamiento de fuerza para la natación

Sentadilla con balón medicinal

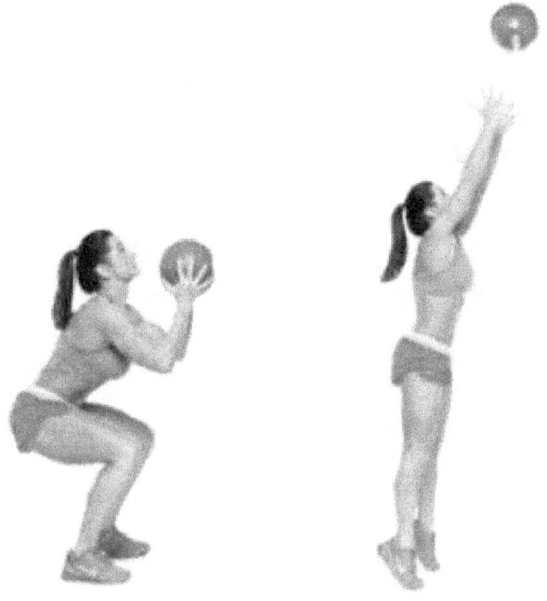

De pie, con los dedos de los pies separados a la anchura de los hombros, con las rodillas ligeramente flexionadas, mantener la pelota de medicación a la altura de los hombros, con los codos apuntando hacia delante.

Ponte en cuclillas y luego haz fuerza para salir de la cuclillas extendiendo las palmas de las manos por encima de la cabeza mientras sueltas el balón en el aire. Los 3 pasos anteriores son un movimiento sin parar.

Deja que la pelota caiga al suelo.

Repite hasta que hayas completado una serie.

Zancada con rotación del balón medicinal

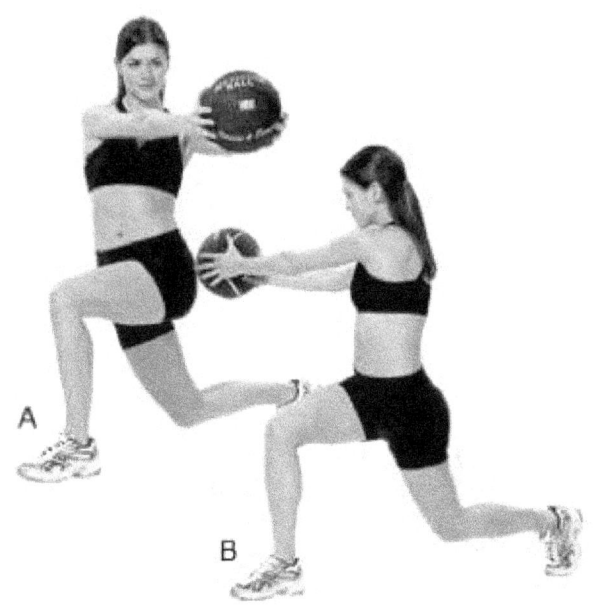

De pie, con los pies juntos a la anchura de los hombros, el balón de la medicación se mantiene alejado del cuerpo con los brazos directos.

Mientras te lanzas, baja las caderas hasta que el muslo de arrastre esté paralelo al suelo.

Mientras das un paso adelante, gira el tronco hacia el mismo aspecto que la pierna adelantada

Continúe con los brazos en el suelo hasta que haya terminado la serie.

No dejes que tu rodilla delantera vaya más adelante que tu pie delantero.

Flexiones

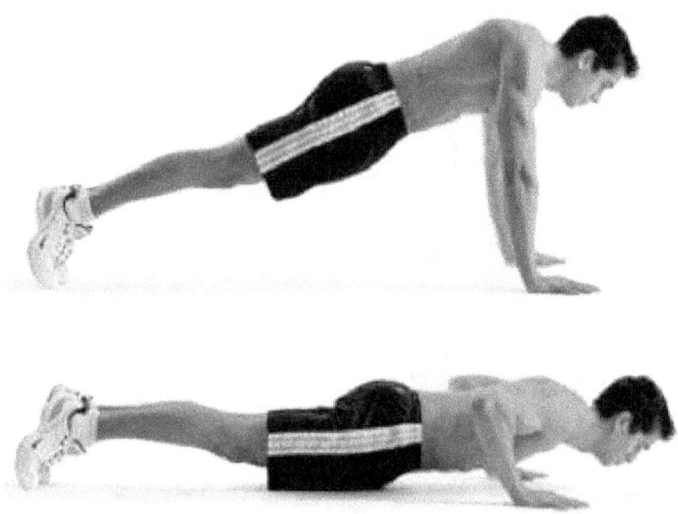

Tumbado boca abajo, con los dedos un poco más anchos que los hombros.

Flexiona los pies para que los dedos y las plantas de los pies proporcionen la carga de tu cuerpo.

Empujando con las manos se levanta el tronco y las piernas del suelo.

Mantenga su espalda inmediatamente y no permita que su estómago se hunda.

Remo de rodillas con cable y un brazo

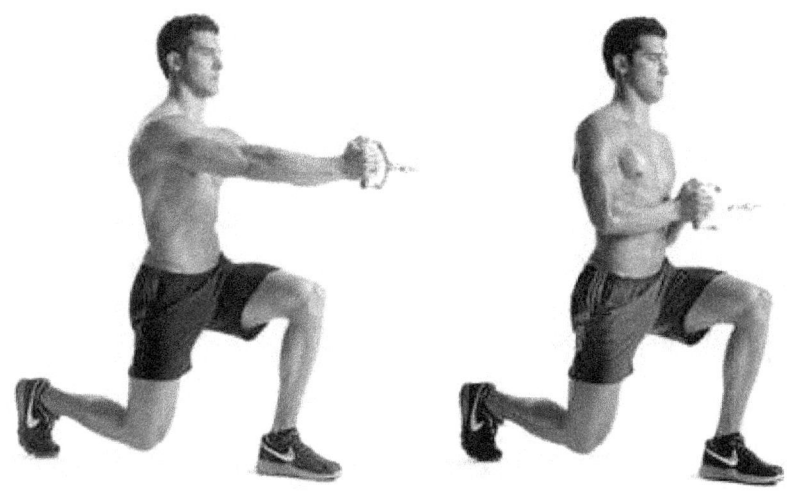

Arrodíllate simplemente con una rodilla en el suelo y el otro pie por delante del cuadro.

Agarre el cable permitiendo que el brazo se estire absolutamente. Mantenga el brazo cerca del cuerpo, tire del cable hacia usted preservando el codo apretado al marco hasta que el codo llegue al torso.

Asegúrese de que su cuadro se mantiene en funcionamiento. No tuerza el cuerpo.

Vuelve a la posición inicial y repite.

Volante invertido con mancuernas

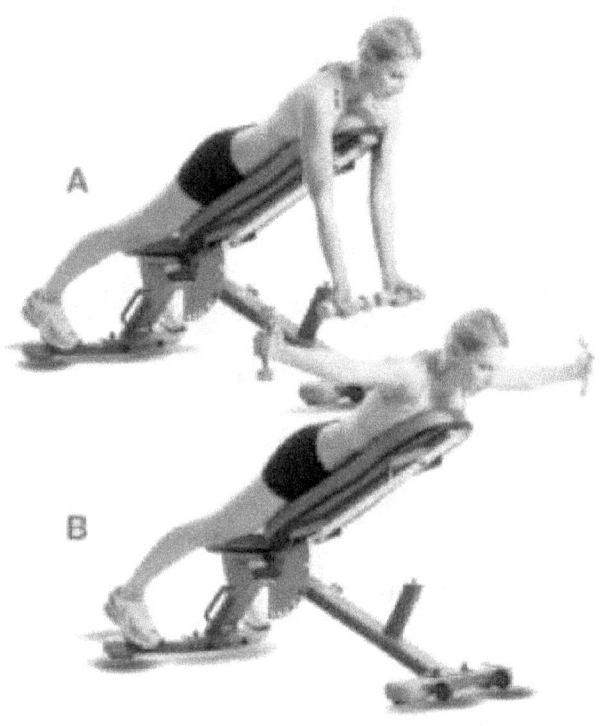

Túmbate en un banco inclinado con la cara hacia el banco o inclínate por la cintura apoyando la cabeza en el respaldo de una silla.

Agarre las mancuernas dejando que los brazos cuelguen libremente. Mantenga los dedos cerca del cuerpo.

Levante las mancuernas hacia los lados y hacia arriba para que estén con los hombros.

Deja caer lentamente la mancuerna lejos de ti, de nuevo a la posición inicial.

No utilices las piernas para ayudarte en el ejercicio.

Giros rusos con balón medicinal

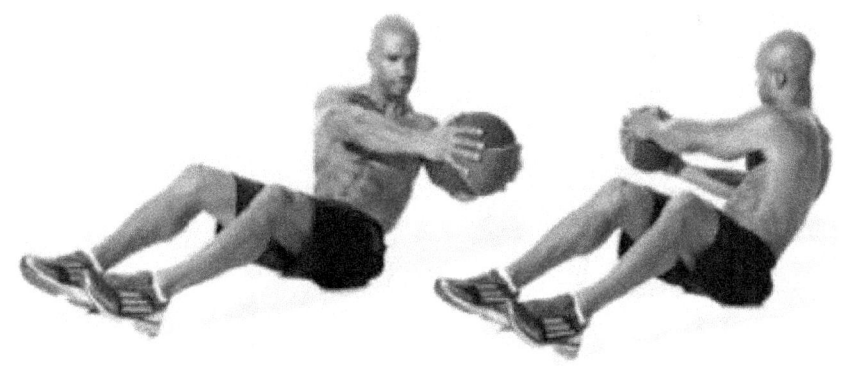

Sentado en un rol de crujido, mantenga un balón medicinal o Sandbell en cada dedo, con las manos absolutamente extendidas hacia adelante a la altura de los hombros.

Rotar/girar el tronco de aspecto a aspecto manteniendo las manos al instante y la pelota en la parte superior del pecho. No permita que las caderas giren.

Continúe con este patrón hasta que haya terminado el conjunto.

Cortar madera

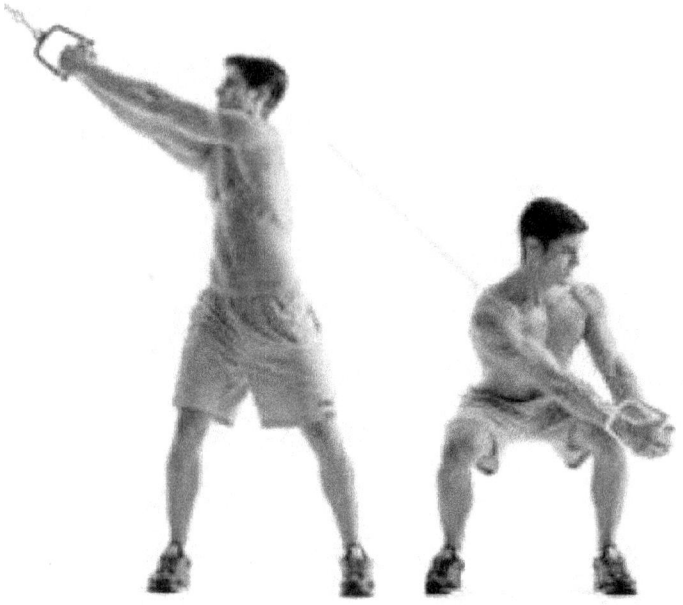

De pie directamente, con los pies a un lado simplemente más allá de la anchura de los hombros preservar un cable en ambos dedos, una mano sobre el pináculo el contrario, La mano en los fondos es la mano más cercana al aparato.

Gira lateralmente mientras te pones en cuclillas al mismo tiempo. Este movimiento se realiza mientras se mantienen las palmas de las manos inmediatamente (piense en ellas como una extensión de su torso) tirando del cable hacia abajo en una perspectiva a través del marco que termina a la altura de la rodilla.

Invierta el movimiento, de forma lenta y controlada hasta la posición inicial.

Este ejercicio debe realizarse en un movimiento continuo.

Repite hasta terminar una serie, cambia de pierna y repite.

www.ingramcontent.com/pod-product-compliance
Lightning Source LLC
Chambersburg PA
CBHW050259120526
44590CB00016B/2413